国家出版基金项目
NATIONAL PUBLICATION FOUNDATION

中医历代名家学术研究丛书

主编 潘桂娟

Academic Research Series of Famous
Doctors of Traditional Chinese
Medicine through the Ages

"十三五"国家重点图书出版规划项目

林燕 编著

高秉钧

全国百佳图书出版单位
中国中医药出版社
·北 京·

图书在版编目（CIP）数据

中医历代名家学术研究丛书. 高秉钧 / 潘桂娟主编；
林燕编著 . —北京：中国中医药出版社，2022.6
ISBN 978-7-5132-6695-6

Ⅰ . ①中… Ⅱ . ①潘… ②林… Ⅲ . ①中医临床 – 经验 –
中国 – 清代 Ⅳ . ① R249.1

中国版本图书馆 CIP 数据核字（2021）第 007878 号

中国中医药出版社出版

北京经济技术开发区科创十三街 31 号院二区 8 号楼
邮政编码 100176
传真 010–64405721
河北品睿印刷有限公司印刷
各地新华书店经销

开本 880×1230 1/32 印张 5.75 字数 144 千字
2022 年 6 月第 1 版 2022 年 6 月第 1 次印刷
书号 ISBN 978 – 7 – 5132 – 6695 – 6

定价 49.00 元
网址 www.cptcm.com

服 务 热 线 010–64405510
购 书 热 线 010–89535836
维 权 打 假 010–64405753

微信服务号 zgzyycbs
微商城网址 https://kdt.im/LIdUGr
官 方 微 博 http://e.weibo.com/cptcm
天猫旗舰店网址 https://zgzyycbs.tmall.com

如有印装质量问题请与本社出版部联系（010–64405510）

2005 年国家重点基础研究发展计划（973 计划）课题"中医学理论体系框架结构与内涵研究"（编号：2005CB532503）

2009 年科技部基础性工作专项重点项目"中医药古籍与方志的文献整理"（编号：2009FY120300）子课题"古代医家学术思想与诊疗经验研究"

2013 年国家重点基础研究发展计划（973 计划）项目"中医理论体系框架结构研究"（编号：2013CB532000）

国家中医药管理局重点研究室"中医理论体系结构与内涵研究室"建设规划

"十三五"国家重点图书、音像、电子出版物出版规划（医药卫生）

2021 年度国家出版基金资助项目

项目来源及国家重点图书出版计划

前言

中医理论肇始于《黄帝内经》《难经》，本草学探源于《神农本草经》，辨证论治及方剂学发轫于《伤寒杂病论》。在此基础上，历代医家结合自身的思考与实践，提出独具特色的真知灼见，不断革故鼎新，充实完善，使得中医药学具有系统的知识体系结构、丰富的原创理论内涵、显著的临床诊治疗效、深邃的中国哲学背景和特有的话语表达方式。历代医家本身就是"活"的学术载体，他们刻意研精，探微索隐，华叶递荣，日新其用。因此，中医药学发展的历史进程，始终呈现出一派继承不泥古、发扬不离宗的繁荣景象。

中国中医科学院中医基础理论研究所，自 2008 年起相继依托 2005 年国家重点基础研究发展计划（973 计划）课题"中医学理论体系框架结构与内涵研究"、2009 年科技部基础性工作专项重点项目"中医药古籍与方志的文献整理"子课题"古代医家学术思想与诊疗经验研究"、2013 年国家重点基础研究发展计划（973 计划）项目"中医理论体系框架结构研究"，以及国家中医药管理局重点研究室（中医理论体系结构与内涵研究室）建设规划，联合北京中医药大学等 16 所高等院校及科研和医疗机构的专家、学者，选取历代具有代表性或学术特色突出的医家，系统地阐释与解析其学术思想和诊疗经验，旨在发掘与传承、丰富与完善中医理论，为提升中医师临床实践能力和水平提供参考和借鉴。本套丛书即是由此系列研究阶段性成果总结而成。

综观历史，凡能称之为"大医"者，大都博览群书，学问淹博赅洽，集百家之言，成一家之长。因此，我们以每位医家的内容独立成书，尽可能尊重原著，进行总结、提炼和阐发。本丛书的另一个特点是，将医家特色学术观点与临床实践相印证，尽可能选择一些典型医案，用以说明理论的实践价值，便于临床施用。本丛书列选"'十三五'国家重点图书、音像、电子出版物出版规划""医药卫生"类项目，收载民国及以前共 102 名医家。第一批 61 个分册，已于 2017 年出版。第二批 41 个分册，申报 2021 年国家出版基金项目已获批准，出版在即。

丛书各分册作者，有中医基础和临床学科的资深专家、国家及行业重点学科带头人，也有中青年骨干教师、科研人员和临床医师中的学术骨干，来自全国高等中医药院校、科研机构和临床单位。从学科分布来看，涉及中医基础理论、中医各家学说、中医医史文献、中医经典及中医临床基础、中医临床各学科。全体作者以对中医药事业的拳拳之心，共同努力和无私奉献，历经数年完成了这份艰巨的工作，以实际行动切实履行了"继承好、发展好、利用好"中医药的重大使命。

在完成上述科研项目及丛书撰写、统稿与审订的过程中，研究团队暨编委会和审订委员会全体成员精益求精之心始终如一。在上述科研项目负责人、丛书总主编、中国中医科学院中医基础理论研究所潘桂娟研究员主持下，由常务副主编陈曦副研究员、张宇鹏副研究员及各分题负责人——翟双庆教授、钱会南教授、刘桂荣教授、郑洪新教授、邢玉瑞教授、马淑然教授、文颖娟教授、陆翔教授、杨卫彬研究员、崔为教授、江泳教授、柳亚平副教授、王静波副教授等，以及医史文献专家张效霞教授，分别承担或参与了团队的组织和协调，课题任务书和丛书编写体例的起草、修订和具体组织实施，各单位课题研究任务的落实和分册文稿编写、审订等工作。

编委会多次组织工作会议和继续教育项目培训，推进编撰工作进度，确保书稿撰写规范，并组织有关专家对初稿进行审订；最终，由总主编与常务副主编对丛书各分册进行复审、修订和统稿，并与全体作者充分交流，对各分册内容加以补充完善，而始得告成。

2016 年 2 月，国家中医药管理局颁布《关于加强中医理论传承创新的若干意见》，指出要"加强对传承脉络清晰、理论特色鲜明的古代医家的学术思想研究"。2016 年 2 月，国务院颁布《中医药发展战略规划纲要（2016—2030 年）》，强调"全面系统继承历代各家学术理论、流派及学说"。上述项目研究及丛书的编写，是研究团队对国家层面"遵循中医药发展规律，传承精华，守正创新"号召的积极响应，体现了当代中医人敢于担当的勇气和矢志不渝的追求！通过此项全国协作的系统工程，凝聚了中医医史、文献、理论、临床研究的专门人才，培育了一支专业化的学术队伍。

在此衷心感谢中国中医科学院及其所属中医基础理论研究所、中医药信息研究所、研究生院，以及北京中医药大学、陕西中医药大学、山东中医药大学、云南中医药大学、安徽中医药大学、辽宁中医药大学、浙江中医药大学、成都中医药大学、湖南中医药大学、长春中医药大学、黑龙江中医药大学、南京中医药大学、河北中医学院、贵州中医药大学、中日友好医院 16 家科研、教学和医疗单位对此项工作的大力支持！衷心感谢中国中医科学院余瀛鳌研究员、姚乃礼主任医师、曹洪欣教授与北京中医药大学严季澜教授在项目实施和本丛书出版过程中给予的悉心指导与支持！衷心感谢中国中医药出版社有关领导及华中健编辑、芮立新编辑、伊丽萦编辑、鄢洁编辑及丛书编校人员的辛勤付出！

在本丛书即将付梓之际，全体作者感慨万千！希望广大读者透过本丛书，能够概要纵览中医药学术发展之历史脉络，撷取中医理论之精华，承绪千载临床之经验，为中医药学术的振兴和人类卫生保健事业做出应有的贡献！

由于种种原因，书中难免有疏漏之处，敬请读者不吝批评指正，以促进本丛书的不断修订和完善，共同推进中医历代名家学术的继承与发扬！

《中医历代名家学术研究丛书》编委会

2021 年 3 月

凡
例

一、本套丛书选取的医家，为历代具有代表性或特色思想与临床经验者，包括汉代至晋唐医家6名，宋金元医家19名，明代医家24名，清代医家46名，民国医家7名，总计102名。每位医家独立成册，旨在对医家学术思想与诊疗经验等内容进行较为详尽的总结阐发，并进行精要论述。

二、丛书的编写，本着历史、文献、理论研究有机结合的原则，全面解读、系统梳理和深入研究医家原著，适当参考古今有关该医家的各类文献资料，对医家学术思想和诊疗经验加以发掘、梳理、提炼、升华、概括，将其中具有理论意义、实践价值的独特内容阐发出来。

三、丛书在总体框架上，要求结构合理、层次清晰；在内容阐述上，要求概念正确，表述规范，持论公允，论证充分，观点明确，言之有据；在分册体量上，鉴于每个医家的具体情况不同，总体要求控制在10万～20万字。

四、丛书的每一分册的正文结构，分为"生平概述""著作简介""学术思想""临证经验"与"后世影响"五个独立的内容范畴。各分册将拟论述的内容按照逻辑与次序，分门别类地纳入以上五个内容范畴之中。

五、"生平概述"部分，主要包括医家姓名字号、生卒年代、籍贯等基本信息，时代背景、从医经历以及相关问题的考辨等。

六、"著作简介"部分，逐一介绍医家的著作名称（包括现存、已经亡佚又经后人辑复的著作）、卷数、成书年代、主要内容、学术价值等。

七、"学术思想"部分，分为"学术渊源"与"学术特色"两部分进行论述。前者重在阐述医家之家传、师承、私淑（中医经典或前代医家思想对其影响）关系，重点发掘医家学术思想的历史传承与学术渊源；后者主要从独特学术见解、学术成就、学术特点等方面，总结医家的主要学术思想特色。

八、"临证经验"部分，重点考察和论述医家学术著作中的医案、医论、医话，并有选择地收集历代杂文笔记、地方志等材料，从中提炼整理医家临床诊疗的思路与特色，发掘、总结其独到的诊治方法。此外，还根据医家不同情况，以适当方式选录部分反映医家学术思想与临证特色的医案。

九、"后世影响"部分，主要包括"学术影响与历代评价""学派传承（学术传承）""后世发挥"和"国外流传"等内容。其中，对医家的总体评价，重视和体现学术界共识和主流观点，在此基础上，有理有据地阐明新见解。

十、附以"参考文献"，标示引用著作名称及版本。同时，分册编写过程中涉及的期刊与学位论文，以及未经引用但能体现一定研究水准的期刊与学位论文也一并列出，以充分体现对该医家研究的整体状况。

十一、附以丛书全部医家名录，依照时间先后排列，以便查验。

十二、丛书正文标点符号使用，依据中华人民共和国国家标准《标点符号用法》（GB/T 15834—2011）。医家原书中出现的俗字、异体字等一律改为简化正体字，个别不能对应简化字的繁体字酌予保留。

《中医历代名家学术研究丛书》编委会

2021 年 3 月

内容提要

高秉钧，字锦庭，号心得；生于清乾隆二十年（1755），卒于清道光七年（1827）；锡山（今江苏无锡）人；清代外科名家，中医外科学三大学派之"心得派"的奠基人，代表著作为《疡科心得集》。高秉钧以《黄帝内经》为本，精通内科、外科，尤擅长疮疡病诊治；首次将温病学说引入外科领域，创立疡科"按部求因"辨证方法，开温病理论与外科结合之先河；将辨病与辨证相结合，创立了类证鉴别理论；认为"治外必本于内"，主张"外治法即内治法"，即对外科疾病采用内外同治之法。这一治疗原则，对后世中医外科学的发展产生了深远的影响。本书内容包括高秉钧的生平概述、著作简介、学术思想、临证经验及后世影响等。

高秉钧，字锦庭，号心得；生于清乾隆二十年（1755），卒于清道光七年（1827）；锡山（今江苏无锡）人；清代外科名家，中医外科学三大学派之"心得派"的奠基人，代表著作为《疡科心得集》。高秉钧的传世著作，还有《高氏医案》《谦益斋外科医案》二书。《高氏医案》为其门人整理，未曾刊刻，仅以抄本传世；《谦益斋外科医案》系其子高鼎汾手辑而成。《高氏医案》《谦益斋外科医案》均是高秉钧的医案著作。高秉钧以《黄帝内经》为本，精通内科、外科，尤擅长外科疮疡诊治；首次将温病学说引入外科领域，创立疡科"按部求因"学说，开温病理论与外科结合之先河；将辨病与辨证相结合，创立类证鉴别理论；认为"治外必本于内"，主张"外治法即内治法"，即对外科疾病采用内外同治之法。这一治疗原则，对后世中医外科学的发展产生了广泛而深远的影响。

笔者以"高秉钧""高锦庭""疡科心得集""高氏医案""谦益斋外科医案"为检索词，在中国知网（CNKI）上，检索到1959年至2019年期刊论文60余篇，学位论文1篇，未见研究专著。研究内容主要涉及以下几个方面：高秉钧的生平与学术成就；《疡科心得集》《高氏医案》和《谦益斋外科医案》的成书、版本流传及学术价值；某些临床病证的诊治特点探讨等。

本次整理研究，重在深入研读高秉钧的医学著作，梳理和提炼其学术思想特点和临床诊疗经验。具体整理研究工作，主要从以下方面展开：

（1）分析高秉钧生活的时代背景，梳理其生平概况；

编写说明

厘清其医学著作《疡科心得集》的编写脉络；基于高秉钧的原著，参考相关文献，确认其学术成就。

（2）探究高秉钧的学术思想。首先，考察其学术渊源，如高秉钧治学注重经典，汇集诸家，博采众长。重点阐明其对于《黄帝内经》学术思想的继承，对温病学说的创新应用，以及受外科"正宗派"和"全生派"的影响。其次，分析其学术特色。如高秉钧坚持《黄帝内经》"治病必求于本"的指导思想，用内科论点、方法、手段来处理外科疾病，丰富了外科诊治理论和诊治方法；吸收温病学说的内容，强调温病与外疡在病因、病机、治法上的一致性，创立了"按部求因"辨证方法，丰富了外科的学术内容；注重辨证，尤重阴阳，精于鉴别；注重脾胃，强调扶正气，畅情志；内外并重，内治善用清、攻、温、补四法，外治善用刀法，发挥腐蚀法，创制了多种外治方法和家用秘方。

（3）挖掘高秉钧的临证治疗特色。深入研读高秉钧的代表作《疡科心得集》《高氏医案》《谦益斋外科医案》，梳理其外科病证论治的具体特色。从疮疡、乳房疾病、五官科疾病、前后阴部疾病、皮肤科疾病、瘿瘤、四肢疮疡疾病中，选择了 97 种疾病，阐发病因病机，鉴别临床表现，解析治则治法，陈述选方用药，列举临床医案。还选取了 10 个内服常用方剂和 57 个自创外用方剂予以阐明。

通过将历史、文献、理论研究有机结合，本书对高秉钧的生平、著作、学术思想、临证经验、后世影响，进行了全面而系统的梳理和论述，力求全面、客观、真实、严谨地呈现一代外科学大家的医学人生、学术成就与历史贡献。

本次整理研究所依据的高秉钧著作版本：①高秉钧.疡科心得集［M］.徐福松点注.南京：江苏科学技术出版社，1983.②高秉钧.疡科心得集［M］.盛维忠校注.北京：中国中医药出版社，2000.③高秉钧.疡科心得集

［M］.田代华整理.北京：人民卫生出版社，2006.④高秉钧.高氏医案谦益斋外科医案［M］.李政，王培荣校注.北京：中国中医药出版社，2015。

此外，还参考了明清史书、地方志等相关史料、后世医家评述以及现代相关文献，凡本书引用参考文献均附录于书后。

衷心感谢参考文献的作者及支持本项研究的各位同仁！

北京中医药大学　林燕

2021 年 3 月

目录

高秉钧

生平概述

高秉钧，字锦庭，号心得；生于清乾隆二十年（1755），卒于清道光七年（1827）；锡山（今江苏无锡）人。清代外科名家，中医外科学三大学派之"心得派"的奠基人，代表著作为《疡科心得集》。高秉钧的传世著作，还有《高氏医案》《谦益斋外科医案》二书。《高氏医案》为其门人整理，未曾刊刻，仅以抄本传世；《谦益斋外科医案》系其子高鼎汾手辑而成。《高氏医案》《谦益斋外科医案》均是高秉钧的医案著作。高秉钧以《黄帝内经》为本，精通内科、外科，尤擅长外科疮疡诊治；首次将温病学说引入外科领域，创立疡科"按部求因"学说，开温病理论与外科结合之先河；将辨病与辨证相结合，创立类证鉴别理论；认为"治外必本于内"，主张"外治法即内治法"，即对外科疾病采用内外同治之法。这一治疗原则，对后世中医外科学的发展产生了深远的影响。

一、时代背景

（一）医学背景

明代至清代中期，是中国医学史上的重要时期之一。而明末至清代中期，也正是中医外科学发展的兴盛时期。这一时期，涌现出很多富有创新精神的外科医家。他们遵循经典理论，注重临床实践，不断提出新的理论和观点，创作了大量外科著作，在外科领域，形成了不同的学术流派，推动中医外科学更趋于完善。

1. 对医学典籍的尊崇

从明代中期开始，围绕医学理论与古代医家学说及其医疗经验，流派

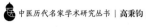

之争渐起，在一定程度上促进了对古代医籍的整理与研究。在此基础上，进入清代后，考据之风开始盛行，在整理、考订、辑复古代文献方面，取得了多方面的重要进展和显著成果。自清康熙时代始，医家尊崇经典成为时尚，许多经典注家应运而生，复古之风盛极一时。许多学者对历代名家古医籍做了大量考证与注解，产生了很大的学术影响。其中，清初著名医家张志聪主持编著的《黄帝内经素问集注》和《黄帝内经灵枢集注》，皆是影响颇大的《黄帝内经》全注本。这些促进了中医学高水平的继承、创新和发展。

2. 温病学说的发展

清代，苏州医学进入鼎盛时期。代表这一时期医学成就之一的温病学说，也产生于以苏州为中心的江浙地区。温病学说发展至清代，其理论已经成熟。其奠基人吴有性，及"温病四大家"叶天士、薛生白、吴鞠通、王孟英，都是江浙人士。其他，如陈平伯、张瑞、余霖、周扬俊、戴天章、柳宝诒等一些颇有成就的温病名家，也都是江浙人士。这些医学名家，在学术上相得益彰，极大地丰富和发展了温病学说的内容。正因为当时以温病名家为代表的一批医家，对温病的医疗实践和理论上的发展，使温病在理、法、方、药上自成体系，形成了比较系统完整的温病学说，从而使温病学成为独立于伤寒之外的外感热病诊治体系。其中，卫气营血辨证理论和三焦辨证理论，既补充了伤寒学说的不足，又与伤寒学说互为羽翼，使中医学对外感热病的理论、诊断与预防等，向着更加完善的方向继续发展。值得一提的是，温病学说的应用，对遏制疫病做出重要贡献这一事实，反映出温病理论当时已处于比较系统和成熟的阶段。同时，温病既为外科理论的发展提供了思路，也为温病理论在外科疾病方面的应用打开了一条通道。部分医家，特别是外科医家，开始在临证中探讨外科疾病与温病理论之间的关系，并试图将温病学说引入外科理论体系。温病理论对高秉钧的医学思想产生了较大影响，他首次将温病学说引入外科，运用温病理论辨治外科疾病。这一重要学术特点，很明显地被打上了时代的烙印。

3. 外科学术思想的争鸣

从明末至清代中期，外科医家围绕化脓性疾病脓已成，是否应该早期手术切开引流，以及非药石所能治愈的外科疾病，是否需要采用手术治疗等问题，产生了更加激烈的争鸣。因此，在外科领域，形成了"正宗派""全生派""心得派"三大学派。这一争鸣的最终结果，是"非手术派"占了上风，从而极大地促进了中医外科内治法的发展，甚至对后世中医外科学的学术发展产生了较大影响。比较研究明清外科三大学派，发现陈实功、王洪绪、高秉钧三位代表医家，均十分强调内治，只是对外治法在中医外科中应占的地位，看法有所不同。三位医家之间，有着一脉相承的关系，且互为补充，互相完善。

此外，明清时期重视理论研究的倾向，也使得外科医家逐步将对内治法研究放在了较为突出的位置。虽然这个过程经历比较漫长，但其方向是肯定的。他们将四诊、八纲、脏腑、经络、气血、三焦等内容，应用于外科证治，促进了中医外科辨证施治的系统化。外科医家们逐渐开始接受并强调辨证施治、理法方药在外科中的正确应用；治病求本、标本缓急、扶正祛邪、三因制宜等中医治疗原则，也在外科临床中得到进一步的体现和灵活运用。如明·薛己就曾指出，"夫痈疽疮疖，皆由气血壅滞而生，当推其虚实表里而早治之"。王洪绪则将外科病证分为阴阳两大类，"夫红痈乃阳实之证，气血热而毒滞；白疽乃阴虚之证，气血寒而毒凝"。对于标本缓急治则的运用，薛己指出"当审其经络受证，标本缓急以治之。若病急而元气实者，先治其标；病缓而元气虚者，先治其本；或病急而元气又虚者，必先于治本，而兼以治标"（《外科枢要·论疮疡当明本末虚实》）。这些充分体现了辨证施治原则在外科领域中的广泛运用。

4. 外科手术水平的成熟

明末清初，在外科学术之争中，以外治法为主导的外科传统思想，同时也占据优势。一些外科医家，在前人基础上做了新的有益探索，使外科疾病的手术治疗水平得到提高和发展。例如，清·钱思元曾记载，一佚名外科医生为一位患者做过阑尾切除术；王孟英根据祖父的资料，记录了一例脾切除术；外科医生顾世澄开展了唇裂修补术、阴道闭锁手术等；赵镰对因包皮过长、包裹龟头过紧致包茎炎，进行手术治疗等。除上述外科手术外，明·顾世澄《疡医大全》中，还记载了许多很有价值的外科手术治疗的病例资料，如耳再植、鼻再植的手术，断指再植手术，以及鼻、阴茎的再造术等；清·郑玉坛的《外科图形脉证》中，还记有肠损伤缝合、煮针、麻醉及弹丸剔除手术。

5. 外科疾病认识的进步

在外科疾病方面，对疮疡、瘿瘤、瘰疬、肛肠病等有了新的认识。疮疡方面，元·杨清叟《仙传外科集验方》论及疔疮走黄的危险性；明·申斗垣论及颜面疔疮的危险性，如《外科启玄》中，描述了"羊须疔"的症状。明·陈实功的《外科正宗》，对岩（即恶性肿瘤）也有了不少新的认识。明·薛己则注意到乳腺肿块早期的局部皮肤下陷，并以此作为乳岩的诊断标准。明清时期医家祁坤的《外科大成》，在前人基础上对锁肛痔（即直肠癌）的症状和诊断要点有准确的阐述。

这些观点都对高秉钧的学术思想产生了深远的影响，有些还在其书中各篇论述中得到了体现。可以说，《疡科心得集》是高秉钧毕生学术经验的总结，也是对清代中期以前中医外科学术思想的集大成之作。

（二）地域特色

1. 江苏人文荟萃，名医辈出

社会的稳定进步，生产力的发展提高，经济文化的繁荣发达，是医学发展的基础和保障。宋代以前，江苏地域内的医学事业，除南京外，徐州、扬州及苏州一带发展尤为突出。宋代以后，中原地区战乱频发，而江南地区社会相对安定，随着朝廷的南迁，政治地位日益显要，为江南的经济文化发展提供了历史机遇。加之江南土地肥沃，气候适宜，农作物产量高，到南宋时已有"苏民精于农事，亩常收米三石"的记载。明初建都南京，政通人和，对外开放，郑和七次下西洋，再次促进了江南经济文化发展。时至清代，"江苏田赋已当天下十之三，漕粮十之五，关税十之七，盐课五之三"。江苏雕版印刷、木刻、建筑各具特色，誉满天下，如《周忠毅公奏议》称誉"江苏之东南一带，则尤国家之根本之本也"。至清末，上海的崛起，一跃成为我国首屈一指的海港和商城，有力地推动了江南经济文化的发展。

因此，这一时期是中医发展的极盛时期，涌现出众多医家和医籍，尤以江南医家及著作为多。其中，苏州、上海居多，其次是扬州、无锡等地。此时期不仅医家医著同步增加，且名家名著层出不穷。明·王肯堂历时11年，编撰《证治准绳》44卷40册，与《本草纲目》《景岳全书》齐名，世所竞传，是17世纪流传最广的医著之一。明·薛己所著《疠疡机要》，是中国重要的麻风病专著。

由于学术氛围的活跃，外科的发展也达到全盛时期。此时期外科名家辈出，突出的特点是产生了中医外科三大学术流派，创始人全部出自江苏省。即：以明代江苏南通陈实功所著《外科正宗》为代表作的"正宗派"，以清代江苏苏州王维德所著《外科证治全生集》为代表作的"全生派"，以清代江苏无锡高秉钧所著《疡科心得集》为代表作的"心得派"。

2. 江浙气候湿热，温病、疮疡病高发

以苏州为中心的江苏、浙江，是当时经济最发达、最富庶的地区。这一地区气候湿热且河流密集，加之因交通便利，故人口流动大。因此，这

里也是全国温疫流行最猖獗的地区。明清时期，江南人口骤增，加之气候温热、潮湿，瘟疫在苏南几度肆虐，引起了众多医家瞩目。明·吴有性著《温疫论》，创"戾气"学说，首先提出温疫是传染病，认为"戾气"从口鼻而入，有很强的传染性，治疗当以"祛邪逐秽"为第一要义，为温病学说的创立和形成奠定了基础。清代名医叶天士、薛生白及吴鞠通等，创立卫气营血辨证和三焦辨证的理论体系，使温病学说日趋完善，与伤寒学说相辅相成。江浙地区气候湿热，不仅导致湿热病、温热病患者增多，也使得疮疡病高发。这些背景客观上促进了高秉钧对温病和疮疡病的诊治与研究，并借鉴温病理论治疗外科疾患。

总之，江苏无锡名医高秉钧，处于文化及医学均居全国领先水平的江浙地区。在人才济济、名医辈出、传世之作层出不穷的氛围影响下，在温病学发展和疮疡病高发的情况下，使其有机缘在外科学术上取得了较高的成就。

二、生平纪略

（一）弃儒习医，博学经典

明代以后，儒学一统天下，尊经复古风气盛行。朱元璋多次诏示"一宗朱子之学，令学者非五经、孔孟之书不读，非濂洛关闽之学不讲"（陈鼎《东林列传·卷二》）。因此，儒学的影响也渗透到中医学，乃至外科学之中。粗略统计，在长于外科或者对外科较有研究的著名医家中，不少医家有着儒学的基础或背景。尤其在江南地区，受发达经济和地域文化的影响，士大夫从医或儒生弃举业习医，更是一种普遍现象。或早年习儒，攻举子业或先为诸生，后弃儒从医成为儒医。高秉钧曾是清代太学生，后弃儒从医。

高秉钧推崇外病内治。其在《疡科心得集》郭一临、杨润、孙尔准三家序言中，反复强调外病内治的问题。有学者认为高秉钧这一学术思想的产生，除了受中医学本身的影响外，还有社会文化的因素。儒学主张孝道，认为"身体发肤，受之父母，不敢毁伤"，因此医家对于外治，特别是手术方法必然有所忌惮。

高秉钧崇尚经典，对《灵枢》《素问》有很深入的探究，认为"外科必从内治，熟读《黄帝内经》，然后可以临证"。他对《伤寒论》《金匮要略》也进行了长期的精心研究，并加以评注。在此过程中，高秉钧博采众长，去芜存菁，融会贯通，及至著书立说，则能做到论之有据，灵思巧变，立意新颖。

（二）撷取各家，博采众长

刘河间、张子和、李东垣、朱丹溪，是中国医学史上著名的"金元四大家"。这四位医家，继承了历代医家的学术思想和成就，创造性地提出了具有独特见解的医学理论和治法，开创了医学学术争鸣的先例。四位医家的学说和经验各具特色，如在治法方面，刘河间偏重寒凉，张子和提倡汗吐下，李东垣重视调补脾胃，朱丹溪提出滋阴降火等。因各家都有其独到之处，因而丰富了医学内容，对后世医学的发展有着推动和促进作用。高秉钧汲取诸家所长，用于外科疾病的治疗。

高秉钧对历代名医著述，无不推详参究。其在临证中尤对温病学说推崇有加，将温病学说引入外科诊治；根据疮疡发病的病因病机，指出发于上部者属风温风热，发于下部者属湿火湿热，发于中部者属气郁火郁，以此确立了"按部求因"的辨证思路。从中可以看出，其学术思想深受温病三焦辨证思想影响。

（三）谦虚好学，虚怀若谷

高秉钧为人谦虚好学，治学严谨，深明外科必从内治之理。在清乾嘉年间，其以疡医闻名数百里，就诊者络绎不绝。其为患者诊治时，容颜庄慎，唯恐有误，偶有失，辄终夜不寐，细书寻释，深思挽救之法而后已。可谓"进与病谋，退与心谋，十阅春秋，然后有得，然未敢轻治一人"。高秉钧虽名重当时，却虚怀若谷。其曰："世之为医者，医人病乎？医己贫耳！然岂可以人命为戏哉？"又曰："尽我心。""贫者不索谢，且济人之急。"其厅悬匾额"橘井遗风"四字，系锡令齐公彦槐所赠。时归安姚文田督学江苏，亦精医，而心折高秉钧，临行赠匾，称其"功同良相"。匾旁有跋语数百字，历叙高秉钧之学说及治验事迹。

高秉钧

著作简介

高秉钧一生著述不多，但其所论内容比较广泛，包括医论、医案、方剂等。其中，以《疡科心得集》最为著名，是外科"心得派"的开山之作和代表著作，后世广为流传，外科医家"奉如圭臬"。此外，高秉钧的著作，尚有《高氏医案》《景岳新方歌》《谦益斋外科医案》。《高氏医案》未曾刊刻，仅以抄本传世。《景岳新方歌》为高秉钧与吴辰灿、姚志仁所合辑；《谦益斋外科医案》则系其子高鼎汾手辑，后为江阴杨道南所获，经校勘于1930年刊行。

一、《疡科心得集》

《疡科心得集》，共计8卷，成书于清嘉庆十年（1805），初刊于清嘉庆十一年（1806）。全书包括《疡科临证心得集》3卷、《方汇》3卷，计医论104篇，方260余首，书末附有《补遗》《家用膏丹丸散方》各1卷。《疡科临证心得集》3卷，包括：卷上，辨论人体上部外症47条；卷中，辨论躯体中部外症39条；卷下，辨论下肢外症15条。载有260余首外科方剂，其中包括高秉钧家用秘方，如紫金膏治疗痰核瘰疬、十层膏治疗臁疮、麻黄膏治疗牛皮癣、黎洞丹治疗跌打损伤、增制史国公药酒方治疗历节风痹、化坚丸治疗乳痰乳癖、阴阳铁箍散治疗痈疽等，至今仍有重要的临床实用价值。

《疡科心得集》文字精练，要点突出，多为江浙疡医所推崇。此书也是一部理论与实践相结合的外科专著，体现了继承与创新的有机结合。如书中阐明"外疡实从内出"及相关理法方药；特别是将温病学说引入外科理

论及临床诊治中，丰富了外科学的诊治理论，对后世外科学的发展产生了深远的影响，

高秉钧所倡导的外科内治法则，对于当代中医外科学的发展方向也具有参考意义。故郭一临在序中曰："世之习是科者，得此书而循诵习传，奉如圭臬，亦可不迷于向往也。"这也表明《疡科心得集》是一部很有实用价值的外科学著作。

版本概况：《疡科心得集》初刊于清嘉庆十一年（1806），很快流传全国，深受外科医家欢迎。仅时隔三年，尽心斋便于嘉庆十四年（1809）再版印行，并在书后末附有《家用膏丹丸散方》1卷。除上述现存版本以外，尚有光绪二十七年（1901）无锡日升山房刻本、光绪三十二年（1906）文瑞楼石印本等。

二、《高氏医案》

《高氏医案》不分卷，由高秉钧的门人刘晓山、缪柳村辑录，成书于清嘉庆十年（1805），未曾刊行。《高氏医案》自问世以来，流传甚鲜，因此未得到后世医者的足够重视和研究。

版本概况：《高氏医案》，目前仅存南京图书馆的清光绪抄本与山东中医药大学图书馆的民国抄本。南京图书馆藏有清抄本《高氏医案》，由后学徐居仁抄录于光绪十九年（1893）。此抄本保存完整，字迹工整秀丽，书写精美流畅。该书不分卷，全书按面部、中部、流痰流注部、诸风部、两腿部、内科部、缪氏方部分为7部，每部所附医案例数不等。医案中，首论病因病机，次列治则治法，后附临证方药；内容精要，条目清晰，以外科疮疡疔毒为主，兼及内科杂病，共收220例医案，计344方。山东中医药大学图书馆藏民国抄本《高氏医案》，亦保存完整。该抄本全书由面部、中部、

流痰流注部、诸风部、两腿部、内科部6部组成，抄录内容与清抄本大体相同。但抄录年代是否为民国年间，还有待进一步考证，只是《中国中医古籍总目》上记录该抄本为民国抄本。与清抄本比较，民国抄本字迹不如清抄本工整，且遗漏内容较多，抄写顺序比较杂乱。

三、《谦益斋外科医案》

《谦益斋外科医案》也是高秉钧的医案著作。书中所列方案，精义入神，辨证详明，确为高秉钧临证经验的体现。此书与《高氏医案》均为医案类著作，集中反映了高秉钧的学术思想和临证经验，具有很高的学术价值，在中医外科学的发展史上极有影响。《谦益斋外科医案》所载医案，较《高氏医案》更为丰富，涉猎内容较为广泛，两书中部分医案相同或相似。

版本概况：《谦益斋外科医案》由高秉钧之子高上池辑录，于民国十九年（1930）由杨道南校勘，上海中医书局首次出版刊行；后于民国二十年（1931）十月与民国三十七年（1948）四月再版，1955年5月重印1版。1930年、1931年、1948年、1955年四个版本的目录、正文（包括上编和下编），以及正文后所附相同，仅在封面、书脊、扉页、封底、开本以及序上存在差异。

总之，《疡科心得集》是高秉钧临证30余年学术思想之结晶，其理论精辟，发明颇多，但该书少有医案可见。而《高氏医案》和《谦益斋外科医案》恰好弥补了《疡科心得集》"少有医案可见"的不足之处。从《疡科心得集》到《高氏医案》，再到《谦益斋外科医案》，实际上是从理论到实践，相辅相成的三部著作。高秉钧的学术思想和临证经验，渗透到每则医案之中。两部医案著作中，描述症状、鉴别疾病、论其传变、立法处方等，都与《疡科心得集》中的学术思想完全吻合。《疡科心得集》是高秉钧学术思想的代表作，而《高氏医案》和《谦益斋外科医案》，则是高秉钧临证经验的集中体现。读者可以从生动鲜活的案例中，更加深刻地领会高秉钧的心得，更好地继承其学术思想。

高秉钧

学术思想

一、学术渊源 🦢

高秉钧是中医外科"心得派"的奠基人，他吸取温病学派学术思想，强调温病与外科疮疡在病因病机、治法上的一致性，将温病学说引入外科领域中，为外科理论与临床的发展开拓了新的领域，使外科学术得到长足的进步。高秉钧尊崇经典，博采历代众家之长，对前人学术思想，既有继承，又有创新。

（一）以《黄帝内经》理论指导疮疡病诊治

《黄帝内经》为中医学理论的奠基之作，包括病因、病机、针法、治疗、预防等。后世对中医外科疾病理论的发展，多以《黄帝内经》为理论基础。疮疡病发于内的有关记载，始见于《黄帝内经》。如《素问·生气通天论》曰："高粱之变，足生大丁。"说明疮疡的发病与全身状态息息相关，这为疮疡的整体辨证奠定了理论基础。《素问·生气通天论》曰："营气不从，逆于肉理，乃生痈肿。"说明外科疾病的发生与否，与人体气血的盛衰有着密切的关系。

高秉钧深研《黄帝内经》，把《黄帝内经》理论运用到外科领域，并有所发挥。故其治病，效如桴鼓。其认为"外疡实从内"，疮疡的发病"与内证异流而同源者也"。其以"八纲辨证"为基础，在《疡科心得集》开篇《疡证总论》中指出："经曰：治病必求其本。本者何？曰脏也，腑也，阴阳也，虚实也，表里也，寒热也。"《疡科心得集·申明外疡实从内出论》曰："夫外疡之发也，不外乎阴阳、寒热、表里、虚实、气血、标本，与内证异流而同源者也。"明确指出"凡治痈肿，先辨虚实阴阳"，待"得其本"后，治疗"宜凉、宜温、宜攻、宜补"，才能"用药庶无差误"。《高氏医案》中也充分地体现了这一思想，所列医案无不究其病因病机，明其辨证，知其传变，而后立法拟方。

（二）将温病学理法方药用于疮疡病诊治

温病学理论在外科中的应用，既是高秉钧外科学术思想的一大特色，又是外科病因病机理论和临床诊治上的创新；对于丰富中医外科诊治理论，提升中医外科诊疗水平，具有重要的意义和作用。主要体现在以下三个方面：

1. 病因方面

注重季节气候变化对疾病的影响，是温病学说对病因认识的一大特色，相关理论对高秉钧的学术思想产生了重要影响。例如，其书中不仅注重对疮疡常见病因，如"火""热""毒"等的阐述，同时还重视温热病因在疮疡发病中的作用。高秉钧认为，人体罹患疮疡的主要原因，是感受了"风温""风热""湿热""温邪""暑热"等时邪。如《疡科心得集·上卷·申明外疡实从内出论》曰："如夏令暑蒸炎热，肌体易疏，遇凉饮冷，逼热最易内入……客于肌表者，则为痦，为瘰，为暑热疮，为串毒，为丹毒游火；客于肉里者，则为痈，为疡；客于络脉者，为流注，为腿痈。"又如，《疡科心得集·上卷·辨喉蛾喉痈论》曰："夫风温客热，首先犯肺，化火循经上逆入络，结聚咽喉，肿如蚕蛾，故名喉蛾。"《疡科心得集·上卷·辨颈痈锁喉痈论》曰："锁喉痈，生于结喉之外，红肿绕喉。以时邪风热，客于肺胃，循经上逆壅滞而发。"高秉钧受到温病学说的启示，重视时令变化对疮疡发病的影响，将时令温热之邪视为疮疡的致病因素；进而结合个人诊治疮疡的临床体会，提出了新的疮疡病因学说。

2. 病机方面

（1）根据热入心营理论提出内攻内陷机理

外科医家历来认为，内攻内陷是疮疡病的危重证候。高秉钧结合温病热入心营和邪陷心包的理论，对"内攻内陷"的证候与病机，进行了深入的阐述。如《疡科心得集·例言》曰："如脑疽，发背，疔毒，正虚邪实，毒甚营枯，津液耗伤，正不敌邪，火毒内陷，致有神昏闭脱。"在"辨脑疽对口论"中指出："火陷者，气不能引血外腐成脓，火毒反陷入营，渐致神迷，发痉发厥。"又如，在"辨烂喉丹痧顺逆论"中指出："至五、六日，热甚，神识时迷，咽喉腐烂，鼻塞不通，时流浊涕。此以火盛上逆，循经入络，内逼心包。"高秉钧将疮疡火毒内攻内陷之证的病机，与温病热入心营理论的直接结合，深化了对疮疡危重症的认识，发展了中医外科理论，为中医治疗外科急重证提供了新的理论依据和治则。

（2）运用温病伏邪理论阐述疮疡的病机

高秉钧还在《疡科心得集》中，运用温病伏邪理论，来阐释某些疮疡的病因。如"申明外疡实从内出论"指出："亦有暑邪内伏，遇秋而发者。在经则为疟，在腑则为痢，其在肌络则为流注、腿痈等证。"对暑邪内伏于人体不同部位，因而发生不同病证的情况做了阐释。书中结合温病伏邪发病学说，阐述了伏邪所致疮疡病的病机。如其曰："暑湿交蒸，内不得入于脏腑，外不能越于皮毛，行于营卫之间，阻于肌肉之内，或发于周身数处而为流注，或发于腿上而为腿痈。"

3. 治疗方面

（1）根据疮疡的临床表现，灵活应用温病治法

《疡科心得集》全书融会贯通了温病学思想，根据疮疡的临床表现，灵活应用温病治法。在疮疡初起阶段，根据其在经在表的特点，一般多采用"疏散凉解""表散透邪"等辛凉解表法进行治疗。例如，在《疡科心得

集·上卷·辨鸬鹚瘟耳根痈异证同治论》中指出："耳根痈……憎寒发热，斯时疏解散邪，得汗则消。"在《疡科心得集·上卷·辨颈痈锁喉痈论》中指出："颈痈生于颈之两旁，多因风温痰热而发……初起头痛，身发寒热，颈项强痛，渐渐肿赤，投以疏解散邪，势轻者即能消散。"

在疮疡邪毒炽盛阶段，多用"清火彻热""清热解毒"和"通腑泄热"等治法。例如，在《疡科心得集·上卷·辨牙咬托腮寒热虚实传变骨槽论》中指出："至三四日后，寒热不退，不能消散……结于腮边为托腮，结于牙根者为牙痈，是可清火彻热。"在《疡科心得集·上卷·辨喉蛾喉痈论》中指出："至三四日后，胀甚痰鸣，汤水难入……服清火彻热汤饮，如黄连解毒汤……若不大便者，可服凉膈散通腑泄便。"

在疮疡邪毒炽盛，邪入营血阶段，多用"清凉气血""凉血解毒"法治之。如在《疡科心得集·中卷·辨发背搭手阴阳虚实异证同治论》指出："发背、搭手之为疡重矣……更与银花解毒汤，或犀角地黄汤清营解热……又发背搭手及脑疽……有忽发流火者，其人憎寒壮热，甚至神识昏迷，疮口四边红赤，延开四布，切勿惊惧，斯时可用凉血清解。"

在疮疡的后期阶段，高秉钧提出应"扶脾养阴""补肾水，生脾血"等治法。例如：在《疡科心得集·上卷·辨唇疔茧唇舐唇疳论》中指出："茧唇……或因醇酒厚味，积热伤脾，而肾水枯竭。须审其证之因，惟补肾水，生脾血，则燥自润，火自除，风自息，肿自消矣。"在《疡科心得集·上卷·辨缺盆疽膊痈胛痈论》中指出："痈……溃后，以扶脾养阴为主。"

由此可见，高秉钧在各类疮疡的治疗中，均吸收了温病学的治疗思想，并创造性地把温病学的治则治法与疮疡辨证论治结合起来。

（2）善于选用温病方药，合理辨治各类疮疡

《疡科心得集》不仅继承发展了温病学的治则治法，而且还善于应用温病方药治疗各类疮疡。例如，用解肌汤加犀角、羚羊治烂喉丹痧，症见

"热盛疹透者"；用犀角地黄汤治烂喉丹痧，症见"五六日，热甚，神识时迷，咽喉腐烂，鼻塞不通，时流浊涕"，因"火盛上逆，循经入络，内逼心包"者。此外，温病常用方药，如白虎汤、麻杏石甘汤、清燥救肺汤、至宝丹、紫雪丹等，在治疗疮疡病中，亦得到了充分而合理的应用。

值得提出的是，《疡科心得集》创造性地将治疗温热病热入心包的理法方药，用于治疗疔疮走黄等疮疡重危证，提高了对疔疮走黄等危重证的疗效。如在《疡科心得集·上卷·辨龙泉疔虎须疔颧骨疔论》中指出："三四日后，或口噤如痉，神识模糊，此以火毒陷入心包，即名走黄疔。十有九死之证，宜服紫雪丹或至宝丹，及犀角地黄汤。"

（3）结合温病学说，截断扭转病势

高秉钧结合温病学说，根据温病卫气营血的传变规律，在急性疮疡的治疗中，先安未受邪之地，早用凉血散血药物，擅用通腑、养阴之法，以截断、扭转病势。在温病学说引入外科以前，《外科正宗》《外科大成》《医宗金鉴·外科心法要诀》等外科名著，对急性疮疡的辨证施治，常分为表证、里证、表里俱实证，采用非汗即下或汗下并用的攻伐之剂；在热毒内攻之际，选用护心散、内固清心散等方。从《疡科心得集》来看，首先将温病学说应用于外科临床；在清·余景和的《外证医案汇编》中，收载了叶天士、薛生白等温病医家运用卫气营血理论诊治的外科案例，多治以辛凉解表、清气泄热、清凉解毒、凉营清热、清心开窍等法。

温病学说认为，温热病邪侵袭人体，病情的发生发展变化有一定规律性。如卫气营血辨证，提出"卫之后方言气，营之后方言血"。外科疮疡发生发展变化的过程，基本符合上述规律，呈现由表入里、由浅入深、由轻到重、因实致虚的次第传变。疮疡初起，局部肿痛结块，伴发热、微恶寒等，病在卫分；疮疡中期，局部肿痛加重，皮肤焮红灼热，伴寒战高热、口渴、便秘、溲黄等，乃毒入气分，多见于热盛肉腐成脓之际；疮疡后期，

若皮肤斑疹，其色紫滞，伴高热、烦躁、神昏谵语，乃病在营分，多见于正虚邪盛，邪毒扩散或内陷之际；若皮肤瘀斑，其色深红，或疮面渗流血水，或见尿血、便血、吐血、皮肤黏膜出血，伴高热、烦躁、谵语发狂等，乃病在血分，多见于邪毒扩散或内陷之极期。在治疗上，根据卫气营血辨证立法。如《叶香岩外感温热篇》曰："在卫汗之可也，到气才可清气，入营犹可透热转气……入血就恐耗血动血，直须凉血散血。"高秉钧对于疮疡病的治疗，主张根据温病卫气营血的传变规律，先安未受邪之地，早期加生地黄、赤芍、牡丹皮等凉血散血药物，截断疮毒深入营血的传变，扭转病势发展。根据《温疫论》"温病下不厌早"的原则，以及温病"存得一分津液，便有一分生机"的学术思想，主张对于疮疡病，宜"急下存阴"，早用大黄、玄明粉等通腑攻下，使毒从下泄，邪有出路，釜底抽薪以息火；并对温病养阴法尤有心得，认为外疡、内痈、皮肤病等，凡口干咽燥、舌质红、舌苔光剥、脉细数者，皆可用养阴法；常用生地黄、玄参、麦冬、石斛、沙参等滋阴增液之品以生津护阴。

（三）外科"正宗派"与"全生派"的影响

中国外科学历史上，最具影响的三大学术流派：其一，以明·陈实功的《外科正宗》为代表作的"正宗派"，以清·王洪绪的《外科证治全生集》为代表作的"全生派"，以清·高秉钧的《疡科心得集》为代表作的"心得派"。风格迥异的中医外科三大学术流派，在学术思想上虽各树一帜，但三者之间又有密切联系。尤其是陈实功和王洪绪，均先于高秉钧诞生，其学术思想对高秉钧有一定影响。高秉钧的《疡科心得集》，反映出明清外科三大学术流派之间学术争鸣的缩影，也间接展现了明清外科的曲折发展历程。"正宗派"对整个中医外科学的发展影响较大，位居外科三大流派之首，为外科理论的形成奠定了基础；在学术上强调"内外并重，药刀结合"。其"内外同治"的思想，对高秉钧影响较大。

1. 对内治法的继承和发展

为纠正以往外科只重外治法的流弊，明清外科三大流派均以《黄帝内经》理论为基础，首重内治。"正宗派"强调"审证求因，重辨阴阳"，重视疾病局部与全身之间的关系；临证以脏腑经络气血为辨证纲领，采用内外并重的方法治疗疮疡。"全生派"批判地继承了陈实功的内治学术思想，提出"阴虚阳实"之论及"阳痈阴疽"之说，主张分清病证之阴阳属性后，再选择不同方法进行治疗。"心得派"重视时邪致病，将温病学说引入疡科疾病诊治，首创"疡科按部求因学说"，提出"外疡实从内出"，主张"治外必本于内"的治疗原则。

外科三大流派，在内治法上着重点不同，但殊途同归。三者都深深认同"治外必本于内"的原则。从这一点来看，三者之间是有着深刻内在联系的，也可以说是一脉相承。高秉钧吸收了陈实功的"五善七恶"学术思想，在辨阴阳的基础上，提出外科疾病感于六淫者为顺为阳，伤于七情者为逆为阴，并认为脑疽、对口、百会疽、玉枕疽等，出现根盘散漫、顶不高突、色白或紫黑、闷乱神不定等症状者，均属难治或不治。

高秉钧在内治法方面的建树，还体现在"顾护脾胃"上。"正宗派"注重后天生化之源的顾护，也指出"盖疮全赖脾土"，又言"得土者昌，失土者亡"。在王洪绪的《外科证治全生集·痈疽总论》中，也有"脾胃有关生死……脾健则肌肉自生"的观点。高秉钧在强调内治的同时，很重视调补脾胃，强调在疮疡初期、中期、后期的治疗中均应保护胃气，此与"正宗派""全生派"的影响也有密切的关系。

2. 对外治法的继承和发展

"正宗派"重视内治，亦推崇外治，创制了丰富的外治方药和方法，精于"刀圭"之法，并善用腐蚀药。

高秉钧治疗外科疾病，继承了陈实功"内外同治"的思想，十分重视整体观念和辨证论治；不仅内服用方严谨灵活，且外治手段多样，在治疗方法上又有发展。例如，以通气散搐鼻取嚏，治大头瘟；以金黄散与蜜水调涂，治抱头火丹；以冰硼散外吹，治雪口疳；以生姜片垫灸颊车，治骨槽风牙关不开；以小刀点刺金津、玉液二穴，治木舌；外用槐花炒，研细，干掺止舌出血；以鹅翎蘸桐油探吐、针刺少商放血，治缠喉风；以升药条插提，治耳漏、肛漏、发颐；以苦参汤外洗，治坐板疮等。在诸多外治法当中，高秉钧尤擅长用刀之法。其明确指出，术前"凡刺痈肿，须认有脓无脓，用手按之，手起而即复者有脓，手起而不即复者无脓；重按乃痛，脓之深也；轻按即痛，脓之浅也；按之不甚痛者，未成脓也"。用刀切开排脓时，"刀口勿嫌阔大，取脓尽而已"；术中应"深则深开，浅则浅开，慎勿忽略"。且再三提醒：鱼口、便毒、背疽、瘰疬等肉薄处，宜浅开；臂痈、胯疽等肉厚处，宜深开，此不可不知。这些方法是对陈实功外治法的补充与发展。

二、学术特色

高秉钧治学，素重经典，在临床上同样遵循经典，坚持《黄帝内经》"治病必求于本"的指导思想，用内科的诊治理论与方法来处理外科疾病，丰富了外科学术的理论；吸收温病学说的内容，强调温病与疮疡在病因、病机、治法上的一致性，充实了外科学术的内容。其注重辨证，尤重阴阳，精于鉴别；注重脾胃，强调扶正气，畅情志；内外并重，内治善用清、攻、温、补四法，外治善用刀法，发挥腐蚀法，创制了多种外治方法和家用秘方。

（一）倡内治，阴阳为纲，强调治病求本

1. 法遵《内经》，疡疾内治

高秉钧治学，法遵经典，师古而不泥古；对疮疡病，求病因，审病机，

辨证候，立足五脏气血阴阳，灵活施治。"治病必求于本"，是《黄帝内经》的指导思想，而高秉钧把这一思想运用到外科领域，并有所发挥。他认为外科疾病的发生，是脏腑功能失调所致，其治疗"必本于内"。正如《疡科心得集》孙尔准序中所曰："高子是书出，使人知必探明内科，始可言外科。"切勿"治其外而不知其内，循其末而不论其本"。高秉钧"治外必本于内"的思想，体现在对阴阳、表里、寒热、虚实等辨证大法的应用上。在《疡科心得集》全书中，可以看到八纲辨证的基本精神贯穿始终。主要表现在，高秉钧在开篇《疡证总论》中，即强调阴阳、表里、寒热、虚实的基本大法。其论述道："经曰：治病必求其本。本者何？曰脏也，腑也，阴阳也，虚实也，表里也，寒热也。得其本，则宜凉，宜温，宜攻，宜补，用药庶无差误；倘不得其本，则失之毫厘，谬以千里，可不慎诸。"

应用内治法治疗外科疾病，在中医外科治疗史上由来已久。用"内消治疗痈疽"，始见于元·齐德之的《外科精义》。至明清时期，外科医家总结出了符合外科疾病发展变化的内治原则与方法。如明·陈实功在外科疾病发展的不同时期，分别采用消、托、补三法；《外科正宗》有"内之证或不及于其外，外之证则必根于其内也"的论点；清·王洪绪强调"以消为贵，以托为畏"（《外科证治全生集》）。而高秉钧则进一步阐明"外疡与内证，异流而同源"，这正是其可贵之处。我们可于《高氏医案》《谦益斋外科医案》的案例中，体会和领略高秉钧"扬外科之长，内外并治"的学术思想。

2. 注重辨证，尤重阴阳

高秉钧尤为注重辨阴阳这一基本法则，认为疾病的病因、辨证、治疗及预后均不离阴阳两端，诊治疾病应先别阴阳；提出"此阴阳、寒热、表里、虚实、气血、标本也，为疡科中之第一义，故首揭之"。在《疡科心得集》中，高秉钧从病因病机、鉴别诊断、辨证施治、判断预后等各方面，均强化了阴阳的概念。

（1）病因病机

高秉钧认为，"天有日月星辰，地有山川草木，人有五脏六腑，不外乎阴阳气化而已"（《疡科心得集·上卷·疡证总论》）。在病因病机方面，指出疾病的发生主要有内、外二因，"外由六淫之气所感，内被七情受伤"；感于六淫者为顺为阳，伤于七情者为逆为阴。在疮疡的辨证方面，提出"凡治痈肿，先辨虚实阴阳"；并阐明"肿起坚硬脓稠者为实，肿平软漫脓稀者为虚"的辨证要点。

（2）鉴别诊断

高秉钧认为，痈肿"发于脏者，其色白，其形平塌，脓水清稀，或致臭败，神色痿惫，阴也；发于腑者，其色红而形高肿，脓水稠黏，神清气朗，阳也"（《疡科心得集·上卷·疡证总论》）。

（3）辨证治法

高秉钧认为，"凡痈疽有实热者易疗，虚寒邪热者难治"；主张阳毒可以攻毒，阴毒必须扶正，未溃以疏托解毒为主，已溃以托补元气为主。

（4）判断预后

外科疾病的预后，也与疾病的阴阳状态息息相关。高秉钧认为，疮疡病"发于阳者，轻而易愈；发于阴者，重而难痊；内科外科，俱是一例"（《疡科心得集·上卷·疡证总论》）。

（二）参温病，引三焦辨证，创"按部求因"辨证方法

高秉钧深受温病学说的影响，并首次将"三焦辨证"引入外科领域。提出"盖以疡科之证，在上部者，俱属风温风热，风性上行故也；在下部者，俱属湿火湿热，水性下趋故也；在中部者，多属气郁火郁，以气火之俱发于中也"（《疡科心得集·例言》），创立了"按部求因"辨证方法；并据此辨证施治，针对不同部位疮疡的病机特点分立治则。如上部疮疡，多采用牛蒡解肌汤，以辛凉疏表解肌；中部疮疡，多采用柴胡清肝汤，以行

气散火解郁；下部疮疡，多采用萆薢渗湿汤、四妙丸、二妙散，以化湿清热。这种根据外科疾病的发病部位，辨求外科疾病的病因病机，并以此指导诊断和治疗的方法，后世称之为"按部求因"或"三部病机"学说，为高秉钧首创。

从高秉钧的论述中可以看出，首先将疮疡类疾病按部位归为上、中、下三类，再指出不同部位疮疡的发病原因和发病机制，虽寥寥数语，却直达要领，精华俱在。而无论从分类方法上看，还是从对不同部位疮疡病机的阐述来说，"按部求因"辨证，无疑是受到温病三焦辨证理论的影响，体现了温病三焦辨证理论在中医外科中的应用和发展。这种建立在温病三焦辨证思想基础上的疡科"按部求因"学说，不仅执简驭繁，使外科疮疡疾病的辨证简便易行，也为外科病证指明了处方遣药的原则，为后世中医外科学的发展奠定了理论基础，对中医外科临床诊治具有重要的指导意义。

（三）创"三陷变局"学说，提出五脏蕴毒证因

1. 创中医外科"三陷变局"学说

高秉钧创立了"三陷变局"学说。如《疡科心得集·上卷·辨脑疽对口论》曰："脑疽阴证初起，形色俱不正，寒热不加重，身虽发热，面白形寒，疡不高肿，根盘平塌，散漫不收，过候不透，脓稀不腐，正气内亏，不能使毒外泄，而显陷里之象。此由平日肾水亏损，阴精消涸，阴火炽甚而成，其危险不能过三候矣。其中犹有三陷变局，谓火陷、干陷、虚陷也。"高秉钧指出，火陷者，正不胜邪，火毒反陷入营，发痉发厥；干陷者，营卫已伤，内闭外脱；虚陷者，脾气不复，阴阳两竭，为不治也。"三陷变局"学说，为后世疡科医生治疗阴疽陷证及判断预后，指明了方向。

2. 提出五脏蕴毒的病因和证候

《疡科心得集·上卷·脑疽后论》曰："脑疽之证，从外感受者轻，从五脏蕴结内发于外者重。"高秉钧指出，脑疽从五脏蕴结而成者，有五种主

要原因：一者心绪烦扰不宁，火旺沸腾，行于项间，与寒水交滞为脓；二者恼怒伤肝，筋无荣养，项部紧急强痛，不能转侧，其患未溃前，肉色紫暗，坚硬漫肿，破流血水，木痛无肿；三者思虑伤脾，或膏粱损胃，中脘痞塞，壅肿外皮虽腐，内坚不溃，根脚走散，脓秽色散；四者忧郁伤肺，毛窍闭塞，腠理不通，气失舒畅，其疮形多平陷，色淡不荣华，皮腐脂流；五者恣欲伤肾，真阴气败，相火即生，疮形紫黑。故言内发者重。高秉钧认为，"外疡中脑疽为第一险证，易成易败，变化多端"，以此提出了毒攻五脏的观点，既鲜明又透彻，为疮疡辨治提供了有力依据。

（四）辨病辨证相结合，创立类证鉴别理论

《疡科心得集》论述外科疾病，并未按传统外科专著所论，对每个具体疾病分别论述；而是根据发病部位、发病原因、治法等，将两证或多证互相阐发，即"每以两证互相发明，而治法昭然若揭"。在描写具体疾病时，均以"辨某某病某某病论"，将辨病和类证鉴别相结合。具体有以下三种论述方法：

1. 将相同部位的疾病放在一起论述，因二者病变性质有所不同，故有鉴别诊断意义。如《辨大头瘟抱头火丹毒论》《辨口疮口糜论》《辨喉痹喉癣论》《辨失营马刀生死不同论》等，皆属此类。

2. 相同部位的疾病，性质相同，但临床表现不同，将二者放在一起论述，有鉴别诊断意义。如《辨乳痈乳疽论》，即属此类。

3. 不同部位的疾病，但其病变性质和病机相同，治法也相同，故放在一起论述，具有鉴别诊断意义。如《辨发背搭手阴阳虚实异证同治论》《辨流注腿痈阴阳虚实异证同治论》等。高秉钧认为，流注与腿痈，"因于风寒客热，或暑湿交蒸，内不得入于脏腑，外不能越于皮毛，行于营卫之间，阻于肌肉之内，或发于周身数处而为流注……或发于腿上而为腿痈，此属实邪阳证"。又指出，"其色虽白，不可认作阴证虚证"。明确指出流注的病

变部位在肌肉，可以为多发性，属实邪阳证，不得因为流注早期病变部位皮色不变，而作阴证虚证。其阐述甚为精确，流注为阳证疮疡，实出于此。

《疡科心得集》是中医外科第一部有鉴别诊断内容的著作，书中将辨病和类证鉴别相结合的特点，不仅能使后人明晰此为何种疾病，同时在辨病、辨证的基础上再论述具体的施治，十分清晰明了，有利于临床应用。诚如高秉钧所言，"总以虚实阴阳寒热分别，临证者务以意会之，审辨明确，然后用药始无所失"。高秉钧"三陷"和"走黄"的理论和具体描述，也是在这种论述中体现出来的。

（五）强调内治四法，重视顾护脾胃

1. 善用清、攻、温、补四法

在疡科疾病的内治法方面，高秉钧善用清、攻、温、补四种主要治法。

（1）清虽败毒，立法有别

《疡科心得集》在《疡科调治心法略义》中指出："向使内无郁热蕴蓄于中，外无湿热侵袭于内，则肌肉流畅，气血和平，痈何从生，疽何从作乎？"高秉钧认为，痈疽多因热毒所致，对于因热毒所致之痈疽，当治以清法，以清热败毒为主。如该篇中所言，"凡治痈疽，初觉则宜热拔毒""若疗毒虽有三十六种之别，其害则一，宜以败毒为主"。因此，高秉钧创立了以下三种清法。

①清热解毒

如前所述，"若疗毒虽有三十六种之别，其害则一，宜以败毒为主"。对于实热所致之疮疡，不及时除热可能会导致传变者，高秉钧主张重用寒凉之品。

②清热托里

高秉钧在《疡科调治心法略义》中指出，对于虚寒邪热之肿毒，因其病变特征之故，易成内陷之证；治疗"先须托里，勿使毒入附延骨髓；托里之后，宣热解毒，定痛排脓，是为急切工夫"，宜以清热与托里共用，方可奏效。

③疏风清热

高秉钧认为，对于外感风热所致疮疡轻证，不能使用寒凉之品，以免热困体内，留而不去；而应疏解风热，待腠理通达，邪有去路，方以清法化之。如《辨口疮口糜论》指出："……乃心脾气滞，更外感风热所致。初起不可便用凉药敷掺，恐寒凝不散，内溃奔走，久而难愈。必先用辛轻升散，而后清凉，使郁火达外，再视其所因而治之。"再如，针对外疡阳证，指出"初肿毒成未破，一毫热药不敢投，先须透散"，以免火上浇油之害。

高秉钧根据临证经验，还指出应该禁用或慎用清法的几种情况。一是体虚之人，如各种原因所致脾虚、肾虚或其他脏腑虚弱者，尤其是体虚而外受阴邪者；二是小儿，以其"脏腑娇嫩，易入难出"，故切不可骤加寒凉涂遏，以致热毒内攻不救；三是大腿根部等至阴之处的骑马痈等疮疡，因其发病部位阴盛阳弱的特点，妄用寒凉则更易造成阳气虚弱，不利于祛邪外出。

（2）攻以祛毒，缓急有序

《疡科心得集》中，对于攻法的应用，大致有两种情况。对于疔疮等，由于火热邪毒所致，易于发生走黄危象的疮疡诸证，因其"毒易散"，主张用攻法"急泄火毒"，祛邪以存正，并总结出苦寒直折、泄火祛毒、逐瘀散结、追蚀拔毒等四种法则。而对于病情不甚急切的外疡阳证，则采取先缓后急的方法，既能使药性与邪性调和，以防"格拒"之势，又能防止过度攻伐而损伤正气。如大头瘟，"大抵治法不宜太峻，峻则邪气不服而反攻内，必致伤人。且头面空虚之分，邪既着空处，则无所不至，治当先缓后急，则邪自服。先缓者，宜退热消毒。虚人兼扶元气；胃气弱，食少者，兼助胃气。候其大便热结，方以大黄下之，拔其毒根，此先缓后急之法也"。而论治癥瘕癖块，则云："总之用攻法，宜缓宜曲，不可太峻，太峻则正气受伤。"

（3）温能溃痈，阴虚不宜

高秉钧疡科治法之妙，在于不拘执于旧例，不囿于成见。其虽于清热一法颇有心得，而对于阴寒之证则立意鲜明，主张用温法以温经通络。如其常以阳和汤治腿痈即为明证。高秉钧还从温法本义举一反三，倡导发挥艾灸在外科疮疡治疗中的作用。他认为无论阴证阳证之疮疡，初发均宜艾灸；并说明疮疡初起，邪在腠理，艾灸可使人体得其温热之性而腠理开通，邪从表出，使疮疡消散于无形。高秉钧还指出使用温法的禁忌证，如"但气虚胃弱之人，亦不可过与补阳之药，恐内受热剂，则虚热愈盛，盛则透伤内膜，切宜慎之"。

（4）补可托里，通攻佐之

高秉钧认为，"痈疽、发背、疔疮、乳痈、一切无名肿毒"，证属虚寒者，为防"毒入附延骨髓"，宜使用补益之法托里，使其达到初起易消、成脓易溃、溃后易愈的最佳治疗效果。高秉钧用补法，重视培补先天之本和后天之本，重在脾胃和肾元。如认为骨蝼疽系"真阴虚极，而火独亢之故。治当滋其化源，勿以扬汤止沸之法误之"。

《疡科心得集》所述补法的精妙之处，在于补中有攻，攻守兼备，而以邪正力量之对比，量度攻补之主次地位，以达攻补兼施之意。因疮疡实乃邪毒所聚，素体本弱之人，正气既衰，邪尚存内，故既不可一味盲攻，亦不可闭门留寇。高秉钧在运用补法之时，还强调"用补法，忌涩忌呆，须当疏利，疏利则积滞可去"，主张通补结合。

对于补法之禁忌，高秉钧之见解与前人无差，认为实证、痰癖、外疡溃破后均不宜用补法。例如，《辨鸬鹚瘟耳根痈异证同治论》中有云："大凡风温偶感者，此为阳实证，正旺邪实，俟脓泄邪退，营卫自和而愈。若用参芪扶正固托，则反受其累矣，此不可不知也。"

针对疮疡的不同时期，高秉钧运用内治法有着严格的步骤。初起多用清法，热毒壅盛则以攻法泻火祛毒，中期以温法通络散毒，后期体虚则用补法托里祛毒。同时，若各期又见兼证，则以一法为主，他法协之。

2. 治疗过程中重视调补脾胃

与历代众多内科医家一样，高秉钧在强调内治的同时，很重视调补脾胃。在疮疡初期、中期、后期的治疗中，均重视保护胃气，强调"勿伤脾胃"。早期，克伐太过伤及脾胃，疮疡则难溃难腐。如在《辨蝼蛄串肘痈肘后毒论》中指出："若妄投寒凉克伐，损伤脾胃，则活者鲜矣。"在《辨腹痈脐痈脐漏论》中指出："不可过服克伐之药，若希图消毒，过伤胃气，则肿不能溃，溃不能敛，难致收功矣。"关于发背早期治疗，强调不伤脾胃。指出"俟脓一溃，诸症悉安"，溃疡期更应补脾胃，益气血，选用十全大补汤、八珍汤、人参养营汤等。认为"气血乃疮疡之本"，脾胃强健，气血生化有源，疮疡则易溃易腐易敛。

3. "疡科四绝证"，重在扶正气畅情志

最早提出"疡科四绝证"的医家，是清代初年的外科医家祁坤。如《外科大成》中，曾指出失荣、舌疳、乳岩、肾岩翻花为疡科四绝证。高秉钧在《疡科心得集·例言》中，也指出"大方中有四绝证，风、痨、臌、膈是也。疡科中亦有四绝证，谓失荣、舌疳、乳岩、肾岩翻花是也"。认为除四绝证外，"此外诸证……俱可医治"。这四种绝证与西医学的颈部原发性或转移癌、舌癌、乳腺癌、阴茎癌等四种恶性肿瘤疾病相近。《疡科心得集》对其病因病机、临床表现、治则治法，以及方药、调护等，都进行了较为详尽的论述，其中尤以治疗方法对后世临床具有重要指导意义。高秉钧对于"疡科四绝证"，首先强调畅情志。如"清心静养，无挂无碍""宜戒七情""适心志""怡养保摄"等。其次在治法上主张养气血，滋阴液，

解郁结。再次根据疾病所处的不同阶段，常投以补中益气汤、归脾汤、益气养营汤、八珍汤、加味逍遥丸、知柏地黄汤等以扶助正气。他认为如此方可"绵延岁月"，克伐太过则必"促命期"。

（六）擅长外治，发挥腐蚀法

高秉钧在疮疡的治疗中，以疗效为第一准则；在强调"治外必本于内"的同时，不排斥外治诸法，且多有发挥之处，足见其兼收并蓄、中庸谦和之学术胸襟。

1. 善用手术排脓

高秉钧主张，对疮疡内脓已成，而一时不能透出肌肤者，可以手术方法切开排脓，引邪外出。具体应用中，高秉钧十分严谨，重视辨外疡脓酿之程度，严格掌握手术指征。首先，是察疮疡之色。如《辨代指蛀节疗鱿肚疗论》："如甲面透黄，即系内脓已成"；其次，是应指与否，如《辨牙漏牙宣牙疗论》："按之引手，内有脓也。"再次是以时间推断脓成与否。如《辨悬痈撑舌论》："如过五六日后，皮色焮红漫肿，即成脓矣。"此外，高秉钧对较深部疮疡的辨脓有自己的见解。如其论肺疽时，指出"俗言此疽坚硬无脓，殊不知内脓已成，一时不能透出皮肤"，可谓见解独到。在刀法的应用方面，高秉钧也有独到之处。如针对手术创口的大小，提出"刀口勿嫌阔大，取脓易尽而已"的原则；而对于刀口的深浅，认为应视疮疡的类型而定，"深则深开，浅则浅开，慎勿忽略"。

高秉钧还善于运用点刺治疗凤眉疽、婴孩螳螂子、耳菌、耳痈、耳根痈、舌疗、木舌、悬痈、缠喉风、喉蛾、喉痹等外科疮疡疾病，以收出血泄火、排脓祛毒之效。

高秉钧反对滥用手术疗法，指出对痰核、瘿瘤、瘰疬、马刀之疾，"切勿妄行勾割"，亦"切不可轻用刀针掘破，血出不止，多致危殆"。从西医外科观点来看，痰核瘿瘤相当于西医学的结核性淋巴结炎、慢性单纯性淋巴结炎、颈淋巴转移癌，慢性甲状腺炎、甲状腺功能亢进、甲状腺囊肿、甲状腺腺瘤、单纯性甲状腺肿大、甲状腺癌等多种疾病。这些疾病，即使在现代，也并非适宜手术治疗。因此，高秉钧在当时已认识到这一点，是非常难能可贵的。

2. 发挥腐蚀法

高秉钧在外治法中，常使用腐蚀法，取汞剂红升丹为蚀药。其用途有二：一是提脓拔毒。对于阳证疮疡，常在内服清热泄火之剂的同时，用腐蚀法提脓拔毒，以使毒能外泄，而外疡速愈。同时，高秉钧还强调体虚者不宜用腐蚀之法，认为正气旺盛、气血充足之人使用升丹，方能达到提脓拔毒、载毒外泄之效果。反之，若正气虚衰，气血不足，无力载毒外泄，即使用升丹提脓拔毒，不仅疗效不佳，还徒伤正气，得不偿失。如《疡科心得集·辨瘰疬瘿瘤论》："若不详脉证虚实之异，而概用追蚀攻下，及行气散血之药，则必犯经禁病禁，以致血气愈损，必反为败证矣。"

二是蚀管以敛漏。《疡科心得集》在论肛漏时指出，将升丹药条插入漏管，可蚀腐而生新，使漏口得以收敛。在运用蚀法敛漏时，高秉钧指出"又或日将药线纤插入拔出，致疮内四傍新肉磨成硬管，愈插愈深，遂成痼疾，此皆医之过也"，告诫不能将升丹药条频繁插入拔出，否则新肉难长，漏管愈深。

3. 记载多种外治方法

除手术和腐蚀法外，《疡科心得集》还记载了其他多种疮疡外治法，包括敷贴膏丹丸散、鼻吸给药鼻搐散、外洗海马崩毒法、针刺排脓、引流、涂搽、隔姜灸、隔蒜灸、隔豆豉饼灸、吹药、鹅毛探吐、放血、滴耳法、挑水泡法、埋药法等。另有舌下含服给药法，虽不属外治之法，但作为给药方式，仍值得后世参考。这些外治法，均根据发病部位、时期的不同而灵活应用，其思路对外科临床至今仍有很强的指导作用。

（七）公开秘方，大家风范

《疡科心得集》有《疡科心科集方汇》1卷，又分为《卷上》《卷中》《卷下》《补遗》及《家用膏丹丸散》共5卷，共载方剂260首。其中，《家用膏丹丸散方》全部方剂，均为高秉钧家用秘方。如治疗牛皮癣的麻黄膏，治疗痈疽的阴阳铁箍散，治疗臁疮的十层膏，治疗痰核瘰疬的紫金膏，治疗乳痰乳癖的化坚丸，治疗历节风痹的增制史国公药酒方，治疗跌打损伤的黎洞丹等，至今仍有重要的临床实用价值。高秉钧打破当时医界存在的故步自封、保守一方的观念，将其公之于世，殊为难能可贵，体现了医学大家的风范和胸襟。

综上所述，高秉钧的学术思想，体现了对中医外科学的传承与发展。其探本求源，深明医理，认为外科疾病"病虽在外，而其本在内"，形成内外并治的学术思想。他汲取温病学说的精华，灵活权变，融温病学说于治疡之中，论列诸证，不循旧例，强调温病与外疡在病因病机与治法上的一致性，对后世治疗疮疡产生了巨大的影响。

高秉钧博及群书，师古而不泥古；临床详辨八纲，随证立法处方，并指出病情恶变及病后调理之法，其学术思想至今仍有重要理论价值和临床指导意义。

高秉钧

临证经验

《疡科心得集》中，立论以鉴别诊断为主；辨证立法，明显受到温病学说的影响；内外同治外科疾病，疗效显著。《高氏医案》和《谦益斋外科医案》均为高秉钧临证验案，其诊疗特色体现在每则案例中。医案中，描述的症状、鉴别疾病、论其传变、立法处方等，都与《疡科心得集》的学术思想完全吻合。从《疡科心得集》到《高氏医案》，再到《谦益斋外科医案》，可以看到从理论到实践一脉相承的学术思想。现就其诊疗经验与特色及鲜明生动的医案阐述如下：

一、疮疡

疮疡是各种致病因素侵袭人体后，引起的体表化脓性疾病的总称，包括急性和慢性两大类。高秉钧在《疡科心得集·上卷·疡科调治心法略义》中，对疮疡的临床表现、病因病机、治则治法等做了详细的论述。

疮疡的发病原因，是有一定规律的。大抵发生在上部的（头面、颈项），多属于风温、风热（因为风性上行）；发生在下部的（前后阴、下肢），多属于湿火、湿热（因为水行下趋）；发生在中部的（胸膜、腰背），多属于气郁、火郁（因为气火俱发于中）。其中，虽然有时可以互变，但毕竟是一般规律中的偶然现象。

（一）痈

痈是一种发生于皮肉间的急性化脓性疾患。其特点是：局部光软无头，红肿热痛（少数初起白肿），结块范围多在 6～9cm，发病迅速，易肿、易脓、易溃、易敛，或伴有恶寒发热，口渴等全身症状；一般不会损伤筋骨，也不易造成内陷。痈常以所发部位的名称而命名，如生于颈部的颈痈，生于结喉处的锁喉痈，生于腋下的腋痈，生于委中穴的委中毒，生于脐部的脐痈等。若发于脏腑者，则称为内痈，如肠痈、肺痈等。这些痈虽分别发生于人体的不同部位，但在病因病机、症状、治疗上基本相同。

1. 颈痈、锁喉痈

颈痈，是发生于颈部两侧的急性化脓性疾病，俗名痰毒，又称时毒。其特点是多见于儿童，冬春易发。初起时局部肿胀、灼热、疼痛而皮色不变，结块边界清楚，具有明显的风温外感症状。

锁喉痈，是发于颈前正中结喉处的急性化脓性疾病，因其红肿绕喉故名。其特点是来势暴急，初起结喉处红肿绕喉，根脚散漫，坚硬灼热疼痛，范围较大；肿势蔓延至颈部两侧、腮颊及胸前，可连及咽喉、舌下；并发喉风、重舌甚至痉厥等险症；伴壮热口渴、头痛项强等全身症状。因二者患病部位相近，疾病性质相似，故一并而论。

（1）临床表现

颈痈生于颈项两旁，初起寒热往来，颈项强痛，渐红肿高起，四五日后寒热不退，随即成脓。

锁喉痈生于颈前正中结喉上，初起焮红漫肿无头，来势迅速凶猛，红肿疼痛俱增，甚或绕喉，堵塞咽喉，饮食难下，身有寒热。

（2）病因病机

颈痈由三焦郁火，外夹风热所致；或由脏腑热毒，风气伏结风府之间，故发于颈；或因风湿痰热，扇动肝火，循经而发。

锁喉痈由肺、肝、胃三经积热上攻，或兼风邪壅结而发。

（3）治则治法

颈痈初起寒热，宜用牛蒡解肌汤疏解散邪，病势轻的即能消散。若四五日后寒热不解，便欲成脓，治当清热和营；脓成切开后，治宜扶胃和营，大约半月收功。

锁喉痈，如根盘松活，易于溃脓；饮食能进，身热不甚，尚属轻证；如红肿坚硬而难以溃脓，或红肿绕喉，堵塞咽喉，则为重证；若脓成向内穿溃咽喉的，多属险证。治法同颈痈（《疡科心得集·上卷·辨颈痈锁喉痈论》）。

2. 腋痈

腋痈是发于腋窝的急性化脓性疾病，又名夹痈，生于腋窝。其特点是腋下暴肿、灼热、疼痛而皮色不变，发热恶寒，上肢活动不利。约2周成脓，溃后容易形成袋脓。

（1）临床表现

初起暴肿焮硬，色赤肿痛，身发寒热，难消；终必作胀，肿胀疼痛日增，如变软是为脓已成。

（2）病因病机

腋痈多因肝经血滞，脾经气凝而成；或心及心包经络之风热所致。如初起腋下皮色不变，漫肿坚硬；日久皮色变红，微热，疼痛，是为腋疽，又称为米疽。此由肝脾二经气滞血结而成。

（3）治则治法

治疗上要区分脓未破与脓已破。未破者用柴胡清肝汤，已破则益气养营汤主之。全过程要注意温养脾胃，不可过用寒凉。即"首尾温补，切忌寒凉"（《疡科心得集·上卷·辨夹痈米疽论》）。

3. 臂痈、肘痈、手腕痈、兑疽

（1）临床表现

痈生于上臂及前臂的内外，为臂痈；生于肘部附近，为肘痈；生于手腕背面，为手腕痈；生于手腕掌面，为兑疽，又名脉疽。

臂痈初起，灼热焮痛，疼痛彻骨，举动不便，垂手则坠痛，七日成形，十余日成脓。

肘痛初起，筋骨如中箭，疼痛逐渐增加，漫肿坚硬，不红不热，手背及内关前后连肿数块，臂膊不能转动；日久其肿块渐次溃破，孔孔时流白浆，内溃串通诸孔，外势肿硬不消，脓水淋沥如漏。患者面黄肌瘦，饮食减少，午后寒热交作，虚证并添，而成败证。

手腕痈，初起高肿，焮热色红疼痛，一般两周成脓，溃后脓出，肿痛俱减则渐愈。

兑疽，初起寒热肿痛，痛彻手膊，举动不便。若溃深则为危候。

（2）**病因病机**

臂之外侧属三阳经，内侧属三阴经。高秉钧将"经络热极，风邪外干，气血有乘而生"，作为臂痈的主要原因。高秉钧在《疡科心得集·上卷·辨蝼蛄串肘痈肘后毒论》提出，肘痈由"心肺风火凝结而成"。手腕痈，手腕背面属手三阳经，由风火毒热凝结而成；手腕掌面属手三阴经，由风火湿毒凝结而成。兑疽生手腕里面，乃肺金门户，肺气不足凝结而成，溃深则肺气大泄。

（3）**治则治法**

高秉钧认为，臂痈、肘痈、手腕痈、兑疽的治疗，均依照痈疽常规，散邪清热化毒和营。但强调臂痈更须分辨六经，加入引经之药，则疗效更为准确。如《疡科心得集·上卷·辨臂痈鱼肚发论》曰："其分经治法……以两手伸直垂下，大指居前，小指居后而定之。前廉痛者属阳明，以升麻、干葛、白芷行之；后廉痛者属太阳，以藁本、羌活行之；外廉痛者属少阳，以柴胡行之；内廉痛者属厥阴，以柴胡、青皮行之；内前廉痛属太阴，以升麻、白芷行之；内后廉痛者属少阴，以细辛、独活行之。"

4. 胁痈、肋痈

（1）临床表现

胁痈、肋痈分别生于季胁部和肋骨间，初起形如梅李，逐渐长大如碗如盘，色红高肿无头，疼痛延及肩肘，有时亦涉及对侧胁肋，十余日溃破，约经六七日而愈，此为顺证；若漫肿平塌，坚硬木痛，不红不热，经月余而溃破，流稀脓如水者，此为逆证。

（2）病因病机

高秉钧认为，胁痈、肋痈总由肝胆怒火凝结，或肝经气郁火毒，风火内搏，营逆血热结聚而成。如《疡科心得集·中卷·辨胁痈肋痈论》曰："人之两胁乃足厥阴肝经气分出入之道路，一有阻滞，不得疏通，郁而为痛，故血亦为之凝聚矣。"

（3）治则治法

肝胆怒火郁结者，初起宜栀子清肝汤，解郁泻火；已成用四妙汤加青皮、香附；脓已成者，即针之，勿伤内膜，脓已成宜开刀排脓，溃后宜用补益气血之药。如八珍汤加山萸肉、牡丹皮、泽泻，兼滋肾水；但气虚胃弱之人，不可过与补阳之药，恐内受热剂，则虚热愈盛，盛则透伤内膜。

（4）病案举例

病后余邪未清，右胁板硬掣痛，寒热不已，防结痈脓。细柴胡、小青皮、老苏梗、制香附、赤茯苓、刺蒺藜、旋覆花、茜草、广陈皮、江枳壳、青葱管。

按语： 此为胁痈，肝经气火郁结，经络瘀滞，日久正气渐虚，无力抗邪，而致余邪未清。邪留于右胁，阻滞气机，则板硬掣痛。胁肋属肝经分野，肝经之气不和，影响少阳胆经气机，少阳枢机不和，则寒热交替。治以疏肝理气清热，活血散结止痛。以柴胡、青皮、苏梗、香附、枳壳入肝经破气，疏肝理气；旋覆花降气化痰散结，刺蒺藜疏风清热，诸药相伍，升降结合；陈皮、茯苓理气健脾，消壅滞之痰，葱管通阳散结，茜草活血化瘀，与上述理气药共用，气行则血行。

5. 肺痈

肺痈属内痈之一，是以发热，咳嗽，胸痛，咯吐腥臭浊痰，甚则咯吐脓血痰为主要临床表现的一种病证。

（1）临床表现

发热、咳嗽、胸痛，咯吐腥臭浊痰，甚则脓血痰等，是肺痈的临床特征。本病发病多急，常突然出现恶寒或寒战，高热，午后热甚，咳嗽胸痛，咯吐黏浊痰；后痰量逐渐增多，咯痰如脓，有腥臭味，或脓血相兼；甚则咯血量多，随着脓血的大量排出，身热下降，症状减轻，病情有所好转，经数周逐渐恢复。如脓毒不净，持续咳嗽，咯吐脓血臭痰，低烧，出汗，形体消瘦者，则可转入慢性。如《疡科心得集·中卷·辨肺痿肺痈论》曰："人有胸膈间作痛，咽干口燥而渴，喘急不得安卧，咳嗽不止，吐痰便觉疼甚，按之更增气急，痛不可忍，四肢微肿，喉间闻腥臭之气，随吐脓血，胸前皮肤甲错，肉微起，其人能右睡而不能左卧，左卧即喘急不安，脉数而有力者，此为肺痈。"

（2）病因病机

本病的演变过程，根据病情的发展，邪正的消长，目前常分为四个时期：初期、成痈期、溃脓期、恢复期。初期，因风热（寒）之邪侵犯卫表，内郁于肺，或内外合邪，肺卫同病，蓄热内蒸，热伤肺气，肺失清肃，出现恶寒、发热、咳嗽等肺卫表证。成痈期，为邪热壅肺，蒸液成痰，气分热毒浸淫及血，热伤血脉，血为之凝滞，热壅血瘀，蕴酿成痈，表现为高热，振寒、咳嗽、气急、胸痛等痰瘀热毒蕴肺的证候。溃脓期，为痰热与瘀血壅阻肺络，肉腐血败化脓，肺损络伤，脓疡溃破，排出大量腥臭脓痰或脓血痰。恢复期，为脓疡内溃外泄之后，邪毒渐尽，病情趋向好转。但因肺体损伤，故可见邪去正虚，阴伤气耗的病变过程；继则正气逐渐恢复，痈疡渐告愈合。若溃后脓毒不尽，邪恋正虚，每致迁延反复，日久不愈，病势时轻时重，而转为慢性病变。

高秉钧认为，肺痈为肺气郁逆所致。其在《疡科心得集·中卷·辨肺痿肺痈论》中论述道："痈者，壅也，肺气郁逆，久壅而成也。盖肺为五脏华盖，处于胸中，主于气，候于皮毛。"具体到病因，为外感风热之邪，伤及皮毛血脉，久而成痈；房室不节者，肾水亏虚；因金水相生，故肺阴亦虚，虚火灼肺；饮食不节，过食辛辣厚腻肥甘之品，入于胃上熏肺经也可成痈。如《疡科心得集·中卷·辨肺痿肺痈论》曰："若其风中于卫，呼气不入，热逼于荣，吸气不出，风伤皮毛，热伤血脉，风热相搏，气血稽留，蕴结于肺，久则变为肺痈；至如房欲不节，肾水亏而虚火上炎，又或醇酒炙煿，辛辣厚味，熏蒸于肺，无不可成痈也。"

（3）治则治法

肺痈多实证，即邪气实。正气虚者，治之宜缓；邪气实者，治之宜速；虚则宜补中带清，实则宜补中用泻。高秉钧认为，肺痈未溃者，宜葶苈大枣泻肺汤，或千金苇茎汤；肺痈已溃者，宜内补黄芪汤。

（4）病案举例

案例1： 王，肺痈一年，咳吐脓血，发热脉数，势入损门。南沙参、杏仁、川贝、丹皮、花粉、米仁、麦冬、蒌仁、橘红、蛤粉。

按语： 患者患肺痈一年，病程较长，脓已溃，而溃后脓毒不尽，邪恋正虚，病情反复。发热脉数，为邪热盛之象，热邪迫肺，肺宣发肃降失职，咳嗽不已；溃后脓毒不尽，故仍咳吐脓血；日久正虚，热耗阴液，则阴津渐亏。以痰热蕴肺，肺阴亏耗为主；治以清肺泄热，化痰排脓，滋阴生津。用生薏苡仁祛痰排脓解毒，瓜蒌仁清肺化痰宽胸，海蛤泄肺热化痰浊，川贝母润肺化痰止咳；杏仁疏散肺经痰湿兼理肺气，橘红健脾化痰，共奏清肺化痰排脓解毒之效；肺热伤阴，治以沙参、麦冬滋养肺阴；咳久热入血络，故以牡丹皮清热凉血，天花粉清热生津。

案例2：叶，温邪久郁，化火刑金，咳逆痰浊臭秽，肺痈疑象，已见一斑，唯脉细便泄，邪不外达，内溃可虞。牛蒡子、桔梗、紫菀、石斛、玄参、忍冬藤、黄芩、丝瓜子。

按语：此案为温邪久郁化火而致。火郁邢金，肺宣肃失调则咳嗽；热壅于肺，热壅血瘀，蕴酿成痈，脓尚未溃。治以疏风清热，透邪外达，化痰消痈。以牛蒡子疏散风热，透邪外达；忍冬藤清肺经风热，黄芩清透上焦肺热。三药配伍，清散并用。冬瓜子化浊祛痰；桔梗宣肺祛痰，领诸药归肺经；紫菀既入气分又入血分，润肺下气，消痰止咳；温邪化火刑金，不能外达，肺热内郁，耗伤津液，以石斛、玄参养阴润肺。

6. 腹痈、脐痈

凡痈生于腹部的皮里膜外，无论上下左右，都称为腹痈，又称为腹皮痈。脐痈生于脐中，故称脐痈。

（1）临床表现

腹痈初起时，先是腹内隐隐作痛，继则腹皮肿起。凡右关脉见沉数，而腹痛厉害的，便是此证无疑。脐痈肿大如瓜，高突若铃，或红或白，疼痛难忍。（《疡科心得集·中卷·辨腹痈脐痈脐漏论》）。

（2）病因病机

高秉钧认为，脾主大腹，腹痈乃脾经之毒不能流通，而结于腹之皮里膜外，毒邪侵袭皮外气血而成痈。其病因有因饮食不节，过食煎煿油腻；有因酒醉太过入房，过食过劳均易损伤脾气，致毒邪停滞经络而为病。脐痈由心经积热流于小肠经，毒聚而成。

（3）治则治法

对于腹痈的治疗，初起宜消法，服仙方活命饮或化毒除湿汤。但不可过服克伐之药，否则损伤胃气，则肿不能溃，溃不能敛，以致难收功。溃后可服托里消毒汤。但是，脐为任脉经神阙穴，系禁针之所，宜早期治疗，使其消散，否则成脓后易成漏。若有脓穿破，引脓外出，则预后良好。初起宜多服蜡矾丸，以护内膜。再用黄连解毒汤合五苓散清火解毒，或导赤散加当归尾、赤芍、金银花。

（4）病案举例

巫，湿热阻于肝络，右少腹高突成痈，延绵数月，脓脚已成，脉数寒热，舌苔灰腻，法当攻营逐络，兼以和解。豆卷、延胡、制蚕、青皮、归须、甲末、楂炭、泽兰。

按语：湿热阻于肝经，气机不畅，气血滞于肝络；右少腹为肝络所属，湿热蕴结，气血壅滞，热伤血络，血败脓腐成痈，则右少腹高突。正气不足，无力抗邪外出，病程缠绵，病进正邪抗争则热，邪退正虚则寒，故寒热时作。治当以清营通络，和解少阳。方中大豆卷清热利湿，制蚕沙和中化湿，穿山甲走窜入络，活血消肿排脓，延胡索入肝经行气止痛，当归以活血，青皮疏肝破气，山楂炭入血分，疏肝理气化瘀，泽兰活血利水消肿。

二诊痈脓大溃，湿热未清，治以养胃运湿，慎防节食，又当自谨于服药之外。当归身、川石斛、白芍、丹皮、茯苓、通草、谷芽。

按语：初诊后，痈脓大溃，正气耗伤，胃气受损，故余邪未尽，湿热未清，脾胃为后天之本，主运化水谷水湿，故予滋养脾胃，增强脾胃运化功能，水湿自除，胃气可复，湿热交织，如油入面，湿邪已除，则热无以附，治以利湿为主。二诊方中，茯苓甘淡健脾利湿，通草清热利尿，导湿邪从小便而出，当归、白芍滋养阴血，石斛甘寒滋养胃阴，兼清胃热，牡丹皮清血中伏热，谷芽醒脾理气，助调水道。因本方以调理中焦脾胃为主，故需节制饮食，勿增加中焦脾胃负担。

三诊饮食不节，寒热复作，疡脓不尽，弦数之脉，灰腻之苔，减而复来，仍以和解，清肃中宫，冀其热退谷增为安。柴胡、豆卷、半夏、赤苓、神曲、牡丹皮、淡芩、枳实。

按语：二诊后，患者未听劝阻，饮食不节，脾胃乃伤，损伤正气，运化失健，湿热内生。如初诊之时，病进正邪抗争则热，邪退正虚则寒，故往来寒热，邪属少阳；病程较长，邪退正伤后，因于食复，疡脓不尽；弦数之脉，灰腻之苔，乃肝脾不和之象。治以疏肝健脾，清热化湿，调和肝脾功能。柴胡轻清升散，疏肝理气，黄芩苦寒泄热化湿，大豆卷清利中焦湿热，半夏降逆和胃燥湿，枳实破气消积，合柴胡疏理肝气，调畅气机，牡丹皮清热凉血活血，神曲消食化积，健脾开胃和中。

7. 肠痈

肠痈是痈疽发于肠部的疾病，出自《素问·厥论》。肠痈是外科常见急腹症。

（1）临床表现

高秉钧在《疡科心得集》中，将肠痈分为大肠痈与小肠痈。

其在《疡科心得集·中卷·辨大肠痈小肠痈论》中，描述大肠痈，"初起发热恶寒，脉数而芤，皮毛甲错，右足屈而不伸，腹急渐肿，按之急痛，大便坠重，小便涩滞若淋"。若"痈已成，腹中疼痛，胀满不食，便淋刺痛……"可见本病初起，因痈毒热盛而发热恶寒，热迫津泻而自汗出，热入血分，耗伤营伤，肌肤甲错，热伤阴津，肢体经络不得荣养，而腹壁紧张，疼痛拒按，肢体屈伸不能。同时，也论述到小肠痈。如"小肠痈者，少腹肿而硬，按之则痛，左足屈而不伸，溲数似淋，时时汗出，复恶寒，身皮甲错，腹皮急，甚则腹胀大"。由此可以看出，小肠痈的症状表现与大肠痈相似；但区别在于大肠痈大便不爽，便后坠重，小便涩滞，右足屈伸不利；小肠痈，小便频数，左足屈伸不利。

（2）病因病机

肠痈多是由湿热瘀血，结滞肠中，浊气壅遏，运化不通而成。其原因有四：或暴急奔走，或妇人产后败瘀失逐；或由于膏粱厚味，火毒蕴结；或由于饮食冷热并进，湿热留滞，肠道痞塞，运化失健；或饥饱劳伤，担负重物，房劳过度，又感寒邪，以致气血凝滞，气机壅塞不通。

（3）治则治法

大肠痈，如痈未成者，宜以大黄汤下之，瘀血去尽自安；如体虚脉细，不敢下者，以活血散瘀汤和利之；痈已成，腹中疼痛，胀满不食，便淋刺痛者，以薏苡仁汤决之。如脓从大便出者，易治；若在脐旁出头者，即以卧针刺之；若从脐内出脓者，不治。

小肠痈，其因久积阴冷所成者，宜用温热之剂以温发之，宜用附子苡仁败酱散；其因内结热所成者，宜利之，以《金匮要略》大黄汤；若气滞瘀凝者，宜用旋覆葱绛汤。

高秉钧引用薛立斋对此病的看法："脉迟紧者，未有脓也，宜牡丹皮汤下之，当有血下；脉洪数者，已有脓也，用薏苡仁汤排之；小腹疼痛，小便不利，脓壅滞也，用牡丹皮散主之；气血虚者，宜用八珍汤加黄芪、肉桂、丹皮、北五味敛而补之。"高秉钧认为，薛己的治法，可以参考而用；但要知成脓后，外有头可刺者为顺；若外不可刺，而或从小便出脓者死。

（4）病案举例

案例1：秦，肠痈外溃，秽从孔出，内膜已损，恐难完口，宜十全大补法。黄芪、党参、熟地、归身、白芍、川芎、木香、茯苓、肉桂、炙草。

按语：此为肠痈溃破后，秽从孔出，秽浊之邪充斥内膜，导致内膜损伤，耗伤正气，故溃处难以收口；以十全大补汤补气温阳，气血双补。以黄芪四君子汤去温燥之白术补气，四物汤补血，肉桂温阳，木香理气，防过补呆滞。

案例 2：焦，脉见左大于右，肝家郁火可知，少腹结核未消，兼以左腿酸形，此缩脚肠痈之渐也，当以温通肝络。肉桂、橘核、延胡、归尾、桃仁、蒌仁、小茴香、淡茱萸。

按语：此案肠痈为痰火瘀结。肝郁化火，炼液成痰，结于少腹，则为痰核；瘀滞蕴于肠中，气血凝结，故左腿发酸。肝肾同属下焦，以肉桂补火助阳；吴茱萸、小茴香均入肝经，散寒止痛，善治寒滞肝脉之诸痛证，合肉桂散寒止痛；延胡索入肝经行气止痛，合桃仁、当归尾补血活血，橘核理气止痛散结，合瓜蒌仁化痰散结，消少腹结核。

8. 臀痈、骑马痈

臀痈、骑马痈均为范围较大的急性化脓性疾病。臀痈发生于臀部肌肉丰厚处，骑马痈发生在阴囊两旁，大腿根内侧，臀沟夹空中处。其特点是，发病来势急，病位深，范围大，难于起发，成脓较快，但腐溃较难，收口亦慢。

（1）临床表现

臀痈生于臀上胯下近大腿处，初起红肿，局部发热，坠重如石；渐渐焮痛，口干发热，高肿红亮；成脓后易溃，溃后脓泄自愈。

骑马痈亦名骗马坠，生于阴囊两旁，大腿根里侧股缝处。初起形小如豆，逐渐肿大似鹅卵，皮红灼热疼痛，七日后渐成脓，亦有形寒发热。

（2）病因病机

臀痈由太阳膀胱经湿热流注，气血凝聚而成。骑马痈由肝肾两经湿火结滞而成。

（3）治则治法

治以清热解毒，大补气血，补肾养胃，滋补根源。

臀痈初起，宜服内消沃雪汤，外敷如意金黄散；如漫肿色白，脉虚弱者，为气血两虚，即是寒凝湿滞，气血两虚，宜服桂枝和营汤，兼服万灵丹发汗。溃后服八珍汤、十全大补汤收口。至于骑马痈，高秉钧在《疡科心得集·中卷·辨臀痈骑马痈论》中提到，肾囊处为至阴之下，虽属阳证，不可过用寒凉之药，又不可用刀针，治宜补其气血兼佐逐邪。初起服七味神圣汤，此毒乃乘虚而入，必大补其血，而佐以逐邪之品。

（4）病案举例

曹，臀痈溃脓不泄，根坚不化，舌白腻，由高年气虚之象，中焦湿浊不运，拟用扶正和中。归芍六君子汤。

按语： 臀痈由太阳膀胱经湿热流注，气血凝聚而成。本案患者溃脓而脓不泄，根坚不化，是因年老气虚无力托邪外出，故溃脓不泄，根坚不化；气虚中焦失运，水湿停滞，故苔白腻。治以补益气血，调和中焦。以人参、白术、炙甘草益气健脾，茯苓健脾渗湿，半夏、陈皮和胃降逆除湿，当归、白芍补养阴血。上方气血双补，脾胃同调，扶正以托邪外出。

二诊臀痈湿热已去，胃纳亦复，瘀痈虽脱，根坚未化，治以扶正和营。人参、麦冬、茯苓、归身、半夏、白芍、广皮、苡仁。

按语： 湿热邪气已去，纳食亦复，正气渐充。但患处盘根坚硬，乃正虚邪恋，邪气客于营分。治以扶正和营，以人参益气健脾，茯苓、薏苡仁健脾渗湿，半夏、陈皮和胃降逆除湿，当归、白芍补养阴血和营；营属阴分，麦冬滋养营阴。

三诊臀痈余火未退，营卫两虚，大便坚结。鲜生地、鲜首乌、杏仁、槐米、黄芩、柏子仁、火麻仁、枳壳、松子仁。

按语： 臀痈，湿热余火未退，卫外功能不足，则邪气渐入体内。二诊时，邪已伤营阴，营阴失守，阴液亏乏，则大便坚结。故治以滋阴润肠通便。鲜生地黄、鲜何首乌滋养阴液，生津润燥，肺与大肠相表里，杏仁开宣肺气，合柏子仁、火麻仁、松子仁润肠通便，枳壳理气，合杏仁一升一降，调畅气机，黄芩苦寒清未退之火，槐花入大肠，清热凉血，清大肠之燥热，全方补中有清，清中有补，共奏滋阴润肠通便之效。

9.囊痈、悬痈

囊痈是发于阴囊部位的急性化脓性疾病。

（1）临床表现

囊痈生于阴囊，初起肾囊红肿，焮热疼痛，小便赤涩，身发寒热，口干饮冷。若热退痛止，即可消散；如不消散一定成脓，且小便不利。其重者脱囊，起时寒热交作，囊红睾肿，皮肤湿裂，隔日即黑，间日腐秽；不数日间，其囊尽脱，睾丸外悬；势若险重，其实不妨。

悬痈，又名海底漏，生于阴囊之后，肛门之前，会阴穴处，属任脉经，人站立时悬状，故名为悬痈。如《疡科心得集·中卷·辨囊痈悬痈论》曰："初生状如莲子，日久渐如桃李，赤肿焮痛，溃后轻则成漏，重则气血沥尽，变为痨瘵者多矣。"

（2）病因病机

高秉钧认为，囊痈由肝肾二经阴亏、湿热下注肾囊而成；悬痈由正气大虚，足三阴经亏损，兼忧思气结，湿热结聚而发。

（3）治则治法

囊痈，初起肿痛，治宜清热利湿解毒为法，用龙胆泻肝汤，或黄芩、黄连、黄柏、栀子、薏苡仁、木通、甘草、当归等清利解毒之品。若脓已成而小便不利，是热毒壅闭所致，宜先用托里消毒散托之，然后行针刺泻之。如脓已成，而肿痛不减，是热毒未解，宜服清肝益营汤治之。此证出稠脓者易治，出稀脓者难治。若溃后脓清或多，或迟迟不敛的，须用十全大补汤加山茱萸、牡丹皮、泽泻以补之。又有阴囊溃烂，囊丸外露脱出者，由湿热下流所致。掺以珍珠散，以白玉膏盖之，内服四苓或萆薢汤。又有一种水疝，肿痛而皮色光亮，无热无红，内有聚水，宜用针针之，引去水气则安，内服五苓等利湿之药。

悬痈，初起肿痛而小便赤涩者，宜服龙胆泻肝汤以清肝经湿热；若仅焮肿发热者，宜用小柴胡汤去半夏、人参，加车前子、黄柏、川芎、当归、甘草以清肝解毒。已溃脓者，用八珍汤加制甘草、柴胡梢、酒炒黄柏、知母以使生肌收口；不可以过用寒凉之品，损伤胃气。(《疡科心得集·中卷·辨囊痈悬痈论》)

（4）病案举例

案例1：霍，肾囊属足厥阴肝经。此经本热标寒，或相火所藏，不得独以寒治。兹因湿郁为热，化火成痈，从清肝化湿早治，原可消散；误用温药，遂至囊肿而红，肿已内作，须溃后火泄方松。金铃子散、四苓散、滑石、荔枝核。

按语：湿郁化热，热伤血络，血败脓腐，化火为痈。从肝经治，清热化湿，病本可除。但误用温药，火上浇油，助热生火，故阴囊肿大色红；须待痈肿溃破，肝经火热得泄后，阴囊方得松弛。方用金铃子散合四苓散加减，川楝子苦寒降泄，兼能清肝火、泄郁热；荔枝核祛寒散结，寒热并用；湿热壅滞气机，佐以延胡索活血行气止痛，治肝经气滞血瘀证；以四苓散之猪苓、茯苓、泽泻、白术，合滑石，导下焦肝经湿热从小便而出，给邪以出路，体现"治湿不治小便非其治也"。

二诊痈溃脓泄，毒虽外走，湿火余气未清，尚须清泄，勿得即用呆补，以痼余邪。前方去滑石、泽泻，加谷芽。

按语：初诊后，患者囊痈溃破，脓水外泄，湿热毒邪已去；但余邪未清，仍以清泻余邪为治。故前方去具有泻热作用之滑石、泽泻，保留淡渗利湿之品，加谷芽以健脾开胃，增强中焦运化水湿之功能。

三诊热退脓稀，调其脾胃，湿清而自复，不宜蛮补。参苓白术散。

按语：热退脓稀，热已清除，唯调理中焦脾胃。脾主运化水湿，脾胃得健，水湿得运，湿清而自复。以参苓白术散，益气健脾渗湿。

案例2：周，海底悬痈三日即溃，是气虚精不摄敛之体，最易酿成损怯，勿以小恙忽之。八仙长寿丸加谷芽、丹皮、甘草。

按语：悬痈初起气常壮实。待发病后很快即溃破，则患者多为气虚之体。因于气虚，不能固摄收敛精气，如不加以重视，很容易形成虚损劳伤之疾。治当以补益之法。八仙长寿丸，即麦味地黄丸。方中熟地黄、山药、山萸肉，分别滋补肾、脾、肝；泽泻泻下焦火，茯苓渗利水湿；牡丹皮清泻相火，补中有泻；麦冬养阴生津；五味子酸敛，补中有敛；加谷芽以健脾开胃，甘草补益中焦。

案例3：郑，肾虚络空，湿热下乘；肾囊之后，谷道之前，致发悬痈，焮红肿痛，防其穿溃成漏。归尾、黄柏、川芎、甘草、萆薢、知母、赤苓、车前、苡仁、连翘。

按：悬痈生于前阴之后，后阴之前，会阴穴处，是湿热下注所致；治以清热利湿解毒；以知母、黄柏清下焦热，连翘清热以消痈，萆薢、赤茯苓、车前子、薏苡仁利下焦湿，当归、川芎、甘草活血，引气血到患处以祛邪。

10. 委中毒

委中毒是发生在腘窝委中穴的急性化脓性疾病。其特点是初起木硬疼痛，皮色不红，小腿屈伸不利，愈后可能导致短期内屈曲难伸。

（1）临床表现

初起，腘窝委中穴处木硬肿痛，皮色如常或微红，逐渐坚硬如石；膝部屈伸困难，成屈曲状，行动不便；伴有恶寒发热、纳呆等症状。若肿痛加剧，二三周后可成脓，溃后2周左右，疮口愈合。《疡科心得集·中卷·辨委中毒膝眼毒论》曰："初起木硬肿痛微红，屈伸艰难，故又名曲鳅，寒热不退则成脓矣。"

（2）病因病机

在《疡科心得集·中卷·辨委中毒膝眼毒论》中，指出此病是由胆经积热流入膀胱，湿热下注经络，壅遏不行所致；或由肾经气血阻滞而成。

（3）治则治法

治宜清热利湿、活血化瘀、舒筋散邪。若寒热不退，肿痛日盛，则便易成脓，破溃之后，常因脓出过多，筋失荣养，以致筋缩而不能屈伸，最终残废。

（4）病案举例

湿热下走入络，转委中毒，宜安闲为要。焦白术、粉归身、赤茯苓、粉丹皮、广陈皮、川草薢、薏苡仁、嫩桑枝。

按语：湿热下注，入于络脉，留于委中穴处，热伤血络，酿成痈毒。治以清利下注之湿热为主。赤茯苓、薏苡仁，淡渗利下焦水湿；草薢利湿，分清祛浊；白术、茯苓、陈皮，健脾利湿。脾运得健，则清阳自升，浊阴自降。陈皮理气，使气行则水行；当归入血分活血，牡丹皮入血分凉血，共奏凉血活血之效；桑枝通利关节，利水，并可引诸祛水湿药于四肢。

11. 鱼肚痈、黄鳅痈

鱼肚痈生于小腿肚外，因高肿形如鱼肚，又称鱼肚毒。黄鳅痈生于小腿肚里侧，又名胫阴疽。

（1）临床表现

鱼肚痈初起，憎寒，发热，烦躁，小腿肚疼痛木硬，行走不便，局部高肿，嫩红灼热疼痛，日渐加剧，十余日成脓。黄鳅痈初起，微红微肿，继而疼痛硬肿，长有三四寸许，疼痛难忍。《疡科心得集·中卷·辨鱼肚毒腓腨疽黄鳅痈论》提到，黄鳅痈"如期溃出稠脓者吉，如溃流污水败酱者凶"。如溃后出稠脓的为轻，溃流污水败浆的为重。

（2）病因病机

高秉钧认为，鱼肚痈由肾经素亏，膀胱湿热下注，凝结而发；黄鳅痈，由肝脾二经湿热凝结而成。

（3）治则治法

内治宜清利湿热、凉血和营，可服仙方活命饮或化毒除湿汤；成脓后，宜刺破，勿使毒气蔓延，致久则难收口；虚则用补剂托之。（《疡科心得集·中卷·辨鱼肚毒腓腨疽黄鳅痈论》）

（4）病案举例

鱼肚痈已成，治以攻托。大豆卷、赤茯苓、左秦艽、川萆薢、怀牛膝、黄防风、制僵蚕、皂角刺、广陈皮、嫩桑枝。

按语：鱼肚痈，乃肾经素亏，膀胱湿热下注，凝结而发；痈已成，治以攻伐消痈排脓；皂角刺、僵蚕，消肿托毒，排脓；牛膝补益肝肾而扶正；大豆卷入中焦，增强脾主运化功能，清利湿热；赤茯苓、陈皮健脾利湿；秦艽、防风、桑枝，祛风通络，祛邪外出，取风能胜湿之义；萆薢既能助茯苓、陈皮利湿而分清去浊，又能助秦艽等祛风胜湿。

（二）疔疮

疔疮是一种常见的急性化脓性疾病，发病迅速，危险性较大。其初起形小而根深，如钉丁之状，故名为"疔"。此病证随处可见，但多发于颜面和手足部等处。如果处理不当，发于颜面部的，更容易发生走黄，而导致生命危险；发于手足的，则可以损伤筋骨，影响手足功能。疔的范围很广，名称很多，原因亦殊。现按照发病部位和性质的不同，分为颜面部疔疮、手足部疔疮、红丝疔、烂疔、疫疔等五种，下面分别论述。

1. 颜面部疔疮（眉心疔、龙泉疔、虎须疔、颧骨疔、唇疔、牙疔）

颜面部疔疮，多发于额前、颧、颊、鼻、颏、口唇等部位，部位不同，则名称各异。高秉钧把生于眉心的，叫眉心疔；生在人中穴的，叫龙泉疔；

生在人中穴两旁的，叫虎须疔；生在颧部的，叫颧骨疔；生在上、下嘴唇的，叫唇疔；生在牙龈中的，叫牙疔。

（1）临床表现

生于颜面部的疔疮，初起形如粟粒，上有白色疮头，形虽小而根脚深，肿硬如钉着骨，易扩散走黄。

眉心疔，初起色黯根平，硬肿不痛，麻痒太过，根硬如铁钉之状，寒热并作。

龙泉疔、虎须疔、颧骨疔，其轻者，初起迹如蚊咬，而根盘已经坚肿，恶寒身热，次日头破如一粒椒；其重者，初起形如粟粒，或如水疱，按之根深，如钉着骨，痛不可忍，根盘漫肿不透，面目浮肿；或坚肿焮红，恶寒身烙热，恶心呕吐，肢体拘急；三四日后，或口噤如痉，神识模糊。此以火毒陷入心包，即名走黄疔，十有九死之证。

唇疔，初起如粟，或不痛，或痒甚，其形甚微，其毒极深，其色或赤或白；若唇口上下紫黑色者，根行甚急，不一日头面肿大，三四日即不救。

牙疔，初则牙痛，后即龈肿，肿连腮颊，顶尖高突，按之引手，为内有脓，刺之即瘥。

舌疔，舌上生紫泡，其形如豆，坚硬寒热。

（2）病因病机

眉心疔，多由足太阳膀胱经风热壅结，阴阳相滞而生。龙泉疔、虎须疔、颧骨疔，其轻者，多因风热而结；其重者，或因于七情内伤，或因于膏粱厚味，醇酒炙煿，五脏蕴热，邪毒结聚而发。唇疔，系脾胃两经火毒所致。牙疔多风热。舌疔，亦属心脾之火毒。其毒或从内发，或因外感及染毒所得，蕴蒸肌肤，以致气血凝滞，发生此病。头面乃诸阳之首，火毒蕴结，故反应剧烈，且发病迅速，如不及时治疗，或处理不当，毒邪易于扩散，往往有引起"走黄"的危险。

（3）治则治法

疔疮属火毒之证，进展迅速，故治疗宜早。

对于眉心疔，初用万灵丹发汗，内服荆防败毒散；若硬肿不能消散，即用夺命丹、仙方活命饮攻之；若脓已成，用升膏提毒，生肌散收口。

对龙泉疔、虎须疔、颧骨疔，轻者，病初起外用围药敷之，顶有白雪丹，以万应膏盖之；二日后揭开，顶如僵腐状，以升膏盖之；再二日揭开，其坚硬腐烂可自行脱落，脓液随之而出。药用羚羊角、紫花地丁、金银花、牡丹皮、知母、连翘、黄连、栀子等清热解毒之品。如火盛热甚，用犀角地黄汤，或黄连解毒汤；若脓不透，以僵蚕、皂角刺透脓。其重者，病情进展迅速，三四日后，神识模糊，此为火毒陷入心包；宜服紫雪丹或至宝丹及犀角地黄汤，外用法同轻者。如疔处有红丝，宜用针于血丝处挑破放血，以泄其毒。

唇疔之治疗，宜急泄火毒，内治以蟾酥丸、犀角地黄汤主之。外用白雪丹入疮头，以膏盖贴；次日揭开，挤去毒血。如脓未透泄，再用再贴。唇疔初起时，可查看委中穴；如有紫黑筋，可用针刺破放血，其毒即泄。

牙疔常治以清透散邪，可根据病情轻重，内服牛蒡解肌汤，或玉女煎，或犀角地黄汤。

舌疔多由心脾之火毒而发，宜蟾酥丸舌下含服，以解内毒；对于较重者，可刺破，口服犀角地黄汤。

（4）病案举例

龙泉疔毒未脱，宜小心为要。牛蒡子、黄防风、净连翘、荆芥穗、玄参心、江枳壳、花粉、黑山栀、竹叶。

按语：龙泉疔初起，多因风热而结，治以疏风清热。牛蒡子辛散苦泄，以清热解毒散肿；连翘清热解毒，消痈散结；荆芥、防风助疏风解表；玄参清热凉血，协连翘散结；天花粉清热排脓，竹叶、栀子清上焦热，枳壳理气。

2. 手足部疔疮（托盘疔、蛇头疔、蛇眼疔、代指、蛀节疔、鳅肚疔、足底疔）

手足部疔疮，是发生在手足部急性化脓性疾病。高秉钧把生在手掌中心的，叫托盘疔；生在指头顶端的，叫蛇头疔；生在手指甲两旁的，叫蛇眼疔；生在指甲身之内的，叫代指；生在手指骨节间的，叫蛀节疔；生在指中节里肿如鱼肚的，叫鳅肚疔；生在足底的，叫足底疔。

（1）临床表现

生于手足部的疔疮，初起或有小疱样疮头，或现白点，或无白头，肿坚作痛，或作麻痒；渐渐红肿作痛加剧，其痛应心，并常有红丝上延，此成红丝疔。

托盘疔，初起坚硬起疱，其疱明亮。

蛇头疔，初起如粟，渐大如豆；或如桃李，坚硬焮赤肿痛，疼极连心；又或青或白，乍黄乍紫乍黑；或痒或麻木不痛，若自筋骨发出，根深毒重，甚则手背手心皆肿，指头皮硬。

蛇眼疔，形如豆粒，色紫，半隐半露，硬似铁钉，亦有黄头出如眼者。

代指，初起先肿焮热，疼痛应心，如内脓已成，则甲面透黄。

蛀节疔，绕指肿痛，色黄或紫。

鳅肚疔，一指通肿焮热，痛连肘臂，甚则呕吐不食，神识昏迷。

足底疔，初起如小疮或小疱，根脚坚硬，四围焮肿，疼痛麻木，憎寒头痛发热，甚至恶心呕吐，烦躁闷乱。

（2）病因病机

手足部疔疮，由脏腑火毒蕴结而成。手指各有专属经脉，属于何经即由何经火毒而发。如《疡科心得集·上卷·辨蛇头疔蛇眼疔水蛇头论》

曰："蛇头疔……属手太阴肺、手厥阴心包络经热毒结聚而成。"《疡科心得集·上卷·辨手发背手心毒托盘疔论》曰："托盘疔，生于手掌中心，系手厥阴、少阴二经之所司也。由心火炽甚，逼血妄行，肝风鼓舞，毒散四肢，加以忧思过度，酒色不节，遂至毒流骨髓，侵于劳宫，劳宫系心经之脉络，故毒生焉。"《疡科心得集·中卷·辨涌泉疽足底疔论》中，认为足底疔，"由肥甘过度，不慎房酒，以致邪毒蕴结而成"。

（3）治则治法

手足疔疮，通常治以清热解毒之法。如托盘疔、蛇头疔、蛇眼疔、代指，均可治以银花解毒汤。其疱明亮者，可挑破排脓。

蛇头疔因病情变化多，初始常可以猪胆外套于患处，或以雄黄散涂沫，及蟾酥丸发汗解毒，再服银花解毒汤。若四五日后溃脓，有黄头可刺者，愈后良好；若不溃无脓，黑色越过指节者，愈后差；立即服凉膈散、黄连解毒汤、犀角地黄汤等。此证脓未成之时，不可切开排脓。

代指初起，可予甘草、芒硝各五钱煎汤浸洗；如指甲面透黄，则脓已成，可在指甲身近处刺破排脓，挤尽余脓后，用黄连膏贴之。如失治，爪甲溃空，必致指甲脱落，宜用琥珀膏贴敷。

鳅肚疔，多由心经热毒所致，且中指连通五指。如中指疔色紫黑，病情较重，易于攻心；若呕吐不食，神识昏迷，多为不治之证，须频服护心丹，再服夺命丹以解毒。

足底疔，除可挑破放血外，还可用隔蒜灸。如有疼痛，须灸至不痛；如无疼痛，则须灸至疼痛。另可内服解毒之剂，如荆防败毒散，或仙方活命饮。如脓头突起如水晶样者，可用刀切开，外用升膏；如初起黄疱，伴有硬块，红肿疼痛不显者，宜刺破，并以升膏外敷。

（4）病案举例

案例1： 孙，膏粱之变，足生大疔，唯生亦然。盖四末为阴阳之所，无端肿痛，胜于常人；因伤因湿而生者，奚啻倍蓰，是必久食炙煿之物，化毒而发，故脉大而心神不安；须大剂驱毒，并兼安其神明君主之官，否则最易内陷。忍冬藤、地草丁、生甘草，煎汁送珠黄散。

按语： 患者因伤因湿，脾胃受伤，运化不足；因久食炙煿之物，脾运不健，故而化毒；毒迫血行，则脉大；毒扰心神，则心神不安。治以大剂量清热解毒药物驱毒邪外出。忍冬藤、地草丁均为寒凉之品，都有清热解毒的功效；因过于寒凉，且患者脾胃已伤，加生甘草缓和凉性。煎汁送服珠黄散，是因热扰神昏，故予牛黄清热解毒开窍，珍珠安神定惊。

二诊大势略定，愈期正遥，须脓泄腐化新生，正非易也。前方加陈皮，每日服三四盏，间服珠黄散。

按语： 服前方后，热毒之势大减，故减少祛邪药物，增加扶正药物用量。加陈皮理气健脾，合甘草培补中焦。脾气渐盛，则驱邪力愈强。

案例2： 木手三阴之脉，为温邪所乘，致左指发为疔毒，已经脓泄，再从清络化热。牛蒡、土贝、花粉、银花、连翘、丹皮。

按语： 温邪乘于手三阴之脉，后发为疔毒；热壅脓泄，毒邪随之而出。当继以清络化热，清除余邪。金银花、连翘清热解毒，牛蒡子合连翘疏散风邪，合土贝母清热解毒散肿，牡丹皮清热凉血活血，天花粉清热泻火生津，余邪尽则正气自安。

案例3： 蛇头疔毒，坚而不腐，焮赤肿胀，引及手背，防其走黄。小川连、鲜生地黄、粉丹皮、赤芍药、净连翘、黄防风、金银花、全当归、淡黄芩、竹叶。

按语： 蛇头疔，焮赤肿胀，引及手背。此为初起，多为肺、心包经络热毒结聚而成。故治以清热解毒凉血。以连翘、防风、金银花清热解毒，生地黄、牡丹皮、芍药凉血，当归养血活血；黄芩、黄连、竹叶清上焦热，防热邪更甚入心包。

案例 4： 蛇头疔毒，延绵半月，紫黑已过两节，掀肿及臂，势已走黄，有损指之累。小川连、鲜生地、粉丹皮、赤芍药、净连翘、黄防风、天花粉、紫花地丁、全当归、甘草节、竹叶。

按语： 蛇头疔半月余，病情进展，红肿变紫黑，且过两节，已走黄。重用清热解毒散结之品。故在上方基础上，加用天花粉、紫花地丁等散结消痈之品。

（三）有头疽

有头疽是发生于皮肤肌肉的急性化脓性疾病。初起有色白焦枯形，如粟样，或单个，或多个疮头；红肿热痛，或紫黯平塌，易向深部、周围扩大溃烂，脓头相继增多；溃烂后，状如莲蓬，蜂窝，通常范围在 10～30cm 或更大。凡皮肤较厚且坚韧之处都可发生，以项部及背部中央和两旁为最多，多发于中老年患者。

有头疽，由于发生部位不同而名称各异。如生于脑后，称脑疽；生于头顶部，称百会疽；生于背部，称发背疽，又分上发背、中发背、下发背；生于膻中穴，称膻中疽。

疽的病因，总由外感六淫或内伤七情而发，素体虚弱时更易发生。或外感风温、湿热，邪毒凝聚肌表，以致气血运行失常而成。或情志内伤，恼怒伤肝，思虑伤脾，肝脾郁结，气郁化火；或劳伤虚损，恣欲伤肾，劳伤精气，肾水亏损，相火炽盛；或恣食膏粱厚味，脾胃运化失常，湿热火毒内生等，均能导致脏腑蕴毒而发此病。

顺证初起，形如粟粒，疼痛时有，根盘松活，疮顶高尖鲜红；纵有寒热，一发即退；饮食有味，睡眠如常；约经 1 周，即渐渐溃腐，势如带子蜂房；2 周大溃，脓稠无血，腐肉易脱，无臭秽，易溃易敛。一般来说，发于项后、背部者，常不易透脓，内陷变证较为多见，故病情较重；发于四肢者，容易透脓，内陷变证少见，故病情较轻。

逆证初起，未老先白头，麻痒而不痛；疮口似腐非腐，似溃非溃，紫黯不华，根盘散漫不收，疮顶平塌；寒热往来，神昏谵语，坐卧不宁；14日后渐溃腐，21日大溃；疮口似蜂房，无脓流血，外皮坚硬不化，腐肉欲脱不脱，腥臭异常，难溃难敛。

疽的治疗，必先分别顺逆。顺证初起，恶寒，高肿，焮痛者，宜服仙方活命饮加减。胸痞呕恶，舌苔白腻，湿热上壅的，宜服温胆汤加黄连。如面红舌绛，烦躁干呕，口渴喜饮，大便坚实者，是火热伤津，宜服犀角地黄汤加金银花、紫花地丁、石斛、何首乌、芦根、山栀等，以清营解毒。若为逆证，初起疮不红肿，平塌不起，根盘散漫。此因正气不足，不能拖毒外达者，治宜补正拖毒为先；宜服托里透脓汤，随证加减。

《疡科心得集·上卷·辨脑疽对口论》曰："对疽、发背必以候数为期，七日成形，二候成脓，三候脱腐，四候生肌。"古时称7天为一候。初期：局部红肿结块，肿块上有粟粒状脓头，作痒作痛，逐渐向周围和深部扩散，脓头增大，色红、灼热、疼痛。此为一候。溃脓期：疮面腐烂形似蜂窝，肿势范围大小不一，常超过10cm，甚至大逾盈尺。此为二至三候，病变范围大者往往需要3～4周。收口期：脓腐渐尽，新肉生长，肉色红活，逐渐收口而愈。此为四候，常需1～3周。

一般而言，发于项背部的病情较重，不易透脓，内陷变证多见；发于四肢部的病情较轻，容易透脓，内陷变证少见。

火陷：如气不能引血，外腐成脓，火毒反陷入营；渐即神昏或痉厥，称火陷。

干陷：如脓腐未透，营卫已伤，根盘紫滞，疮顶干枯；渐有神识不清、内闭外脱的现象，称干陷。

虚陷：如脓腐虽脱，新肉不生，疮面光白如镜，脾胃衰败，食欲缺如，形神俱削，渐有腹痛便泻，寒热，此称虚陷。

任何一陷，都是不良现象。外证虽有形，而毒气流行，却无定位。故毒入于心则昏迷；入于肝则痉厥；入于脾则腹胀疼；入于肺则咳嗽；入于肾则目暗、手足冷。

1. 脑疽

脑疽生于脑后项背部正中，属督脉经，部位与口相对，故俗称对口疽。

（1）临床表现

初起一粒，形如麻豆；至一二日，微寒身热，多焮赤肿痛，色鲜红活，根束顶尖，渐渐加大；至七日形成，根盘红肿，顶突宽松。此时憎寒发热，朝轻暮重，舌苔白腻，胸痞哕恶，脉细弦数，饮食知味，起坐如常，外势无可畏，此属顺证。十四日后，脓透，根盘焦紫，热退身凉，脓水淋漓，瘀腐渐脱，新肉渐生而愈。另有一种逆证，初起形色不正，身无发热，面白形寒，疮不高肿，平塌散漫，根盘不收，难以溃脓，脓稀不腐。此系正气内亏，不能使毒外泄的现象。（《疡科心得集·上卷·辨脑疽对口论》）

内外病因不同，临床表现亦不同。《疡科心得集·上卷·辨脑疽对口论》曰："由外感发者，多生于正中，属督脉所主；督脉起于尾闾穴，贯脊而上，气血交会，毒气得之，乃能外发，故易于高肿溃脓，生肌收口……从内发者，多生于偏旁，属太阳膀胱经所主；太阳膀胱主司寒水，性质多沉，起于颠顶，贯项两旁，夹脊而下，此处发疽，气血与疮毒交会下流，故疮多平塌，根脚走散，两肩漫肿，膊项难转，背如负石，难以成脓，难溃难敛。"

（2）病因病机

高秉钧认为，脑疽感受途径有外感与内发两种，从外感受者轻，从五脏蕴结内发于外者重。外感发者，为易治之证；从内发者，为不易治之证。顺证积热或湿毒上壅，或得于湿热交蒸，从外感受。逆证由七情内郁，阴虚火炽，肾水亏损，阴精消涸所致。《疡科心得集·上卷·辨脑疽对口论》

曰："夫所谓五脏蕴结而成者，其源有五：心绪烦扰，煽动不宁，以致火旺而沸腾，行于项间，与寒水交滞而为脓者一也；恼怒伤肝，项乃三阳经统筋之所，肝伤则血脉不潮，筋无荣养，凝结为肿……思虑伤脾，脾气日损，又或膏粱损胃，胃汁干枯，以致中脘痞塞，气不运行，逆于肉里，乃生壅肿……忧郁伤肺，肺伤则毛窍闭塞，腠理不通，气不舒畅，纵横经络，结而为肿……恣欲伤肾，肾伤则真阴之气败，真阴一败，相火即生。"五脏蕴结者，因五脏不同，其表现而各有差别。

此外，脑疽变化多端，最易发生内陷，有"三陷变局"，谓"火陷、干陷、虚陷也"。高秉钧认为，从外感受者轻，从五脏蕴结内发于外者重。故外感六淫而发者，为顺为阳；伤于七情而发者，为逆为阴。

（3）治则治法

脑疽篇，是《疡科心得集》的第四篇，也是病证的第一篇。因脑疽为疮疡第一险证，易成易败，变化多端，故高秉钧将脑疽放在前面论述。

其临床表现分为三期，故分期论治。初期多属湿热上壅证，用"黄连泻心汤或温胆汤……火热伤阴，予犀角地黄汤；或羚羊角、金银花、紫花地丁、石斛、芦根、鲜何首乌、黄芩、枳壳、山栀、牡丹皮、灯心草、竹叶、夏枯草等类，清解火毒，解其营热"。脓溃未彻，在"清营方内，加甲末、制蚕、角针，以攻其毒"。收口期，当"饮食嘉，调养好"（《疡科心得集·上卷·辨脑疽对口论》）。

（4）病案举例

顾，脑疽几及三候，根盘板滞，脓水清稀，神识模糊，脉虚细数。此正气虚不化毒，毒气反陷于里。故拟扶正托毒，望其转机为幸。生黄芪、洋参、当归、赤芍、连翘、银花、丹皮、菖蒲。

按语：患者病情较重，属近于"三陷变局"的危重证候。患处根盘板滞，脓水清稀，已无热象，乃气血凝滞；脉虚细数，表明邪盛正弱，邪毒之气深陷于里；神志时而模糊，为正虚邪扰心神。故治当扶正祛邪。以黄芪、西洋参补益正气，托邪外出；当归、赤芍、牡丹皮入血分，凉血活血；金银花、连翘，透深陷之邪外出；石菖蒲辛散温通开窍，化浊辟秽浊，开窍宁神。

二诊脑疽最怕三陷变局，谓火陷、虚陷、干陷也。兹疡经三候，忽面赤喘促，肢冷汗出，全属少阴失藏，真阳外越，势有孤城失守之虑。王先生同意回阳救逆，希图幸于万一。

按语： 少阴肾主藏精，为人之元阴元阳所藏之处。少阴不能藏守元阴元阳，则真阳真阴有离散之势。真阳外越于上，则面赤如妆；肾纳气失职，则喘促短吸；真阳失于温煦固摄，则肢冷汗出。故急当温阳固脱，以急则治标。

2. 百会疽

百会疽生于头顶正中百会穴，又叫玉顶疽，位于督脉与足太阳膀胱经交汇处。

（1）临床表现

有实证、虚证之不同，临床表现各异。实证，初起形如粟米，逐渐肿大，按之坚硬，焮热疼痛，疮根局限，发热恶寒，口苦唇焦。虚证，漫肿平塌，紫暗坚硬，面赤心烦，口干不渴，唇润不燥。

（2）病因病机

百会疽多属膏粱厚味，火毒凝结所致。高秉钧在《疡科心得集·上卷·辨百会疽玉枕疽论》中指出："或由阳经亢极，热气不散，气血凝滞，结聚颠顶而成；或由六阳经受风邪，风火相煽，脏腑热毒上攻所致。"或由"心事劳攘，或真阴耗竭，虚阳浮泛而发"。

（3）治则治法

实证，宜内服真人活命饮、泻心汤或犀角地黄汤以清毒火。虚证，虽未列出具体治法、方药，但高秉钧认为"证虽发于阳，实由阴精之消涸也。"故可根据病情填补真阴。

3. 鬓疽、额疽

鬓疽生于左右鬓角。额疽生在额部。

（1）临床表现

鬓疽，初起寒热交作，头眩，痛彻太阳，甚则耳目连鬓角通肿。高秉钧在《疡科心得集·上卷·辨鬓疽额疽论》中，从正邪、虚实论述其证候特点。正气虚而邪气实者，初起多寒少热，口干作渴，好饮热渴，六脉虚数无力，患处坚硬，不甚焮痛，无溃无脓，疮根流散。邪气盛而正气未虚者，初起即热多寒少，头眩作痛，口燥舌干，渴欲冷饮，二便闭结，六脉沉实有力，局部根盘不散，焮肿疼痛，身体发热，易腐易脓。鬓疽有顺证和逆证之分。如初起时红肿高耸，疮根收束，容易化脓者，其症为顺；假使疮顶塌陷，干焦色紫，难于化脓者，其症为逆。顺证多易治，逆证多难治。

额疽，生额上发际之间曲差穴，属足太阳膀胱经《疡科心得集·上卷·辨鬓疽额疽论》。论述了鬓疽的主要症状：起则多发寒热，头疼如炸，不可忍耐，项似拔，腰如折，又分左右额疽。

（2）病因病机

鬓疽是由少阳三焦、胆经相火妄动，且肾水不足，不能生木，或外感风热而发。少阳经多气少血，鬓发，额头处肌肉削薄，所以此疾腐溃较难。

额疽，多由风热毒邪侵袭足太阳膀胱经，或足阳明胃经积热而成。

（3）治则治法

初起宜汗解，用万灵丹解散风邪，后再予清热托疮法治之。如疮口溃破，宜用药使之速敛。

4. 发背、搭手

有头疽发于脊背部正中者，称为背疽，又名发背；生于背部两侧的，称为搭手。发背和搭手均是疮疡重症，虽然证候类型不同，但治法相同，故一起论述。高秉钧在《疡科心得集·中卷·辨发背搭手阴阳虚实异证同治论》中，对发背、搭手的临床表现及病因病机、治则治法等有详细描述。

（1）临床表现

发背生于脊背正中，属督脉与足太阳膀胱经，其证有上、中、下三种。伤于肺，则发于上，在天柱骨下；伤于心与肝，则发于中，为对心发；伤于脾与肾，则发于下，为对脐发。因形态不同，又有莲子发、蜂窝发等名称，统称为发背。

高秉钧认为，发背虽然名称各异，但不外乎阴、阳二证。阳证初起，或一头，或二头；数日后，或大如手掌，或大如碗面，焮赤肿高，疼痛发热，烦渴不宁，势若甚重；脉洪数有力，能进饮食。阴证初起，一头如粟，根盘散漫，不甚高肿，不甚焮痛，色不红活，紫滞无神；脉微细而无力，饮食不进，止觉闷痛烦躁，大渴便秘，睡语咬牙；四五日间，疮头不计其数，形如莲蓬，故名莲蓬发，又名蜂窠疽发；若见中间一头独大，四边出无数小头者，即名百鸟朝王；疮口各含黄浊，而积日不溃，按之流血；至八九日，其头成片，所含之物俱出，通结一衣，揭去又结，其浮面共烂为一疮，肉虽腐而不脱，其脓内攻，其色黑黯。

至于搭手，有上、中、下之分。上搭手，生于肩膊后骨上，去背沟二指之间，名鼠疽；中搭手，生于脊骨第九椎两旁膏肓穴，名青龙疽；下搭手，生于脊骨第14节腰窝间旁开三寸肓门穴。谓之搭手者，因患者以手搭之，上、中、下俱能搭着，故名。此证亦有阴阳之别。阳证形高而肿起，阴证形低而陷下；阳证色红，阴证色带滞；阳证初起必痛，阴证初起必痒；阳证溃烂多脓，阴证溃烂多血。

（2）病因病机

至于发背，高秉钧认为，其感于六淫之邪而发者，为阳证；其感于七情而发者，为阴证；或由于郁怒忧思，或由于房劳过度，或由于膏粱厚味，醇酒炙煿，丹石热毒，其人平素阴精消涸，火毒内生结聚，酿成大患。本病可因元气虚而内陷，以致厥逆。

至于搭手，亦有上中下之分。上搭手，为手足太阴、太阳之所司；中搭手，为阳明、太阴之所司；下搭手，为太阴经之所司。上搭由上焦积热，中搭由心火有余，下搭由肝脾火炽，总归于下元虚弱、肾水耗散而成。此证亦有阴阳之别。

（3）治则治法

关于发背、搭手的治疗，《疡科心得集·中卷·辨发背搭手阴阳虚实异证同治论》有比较详细的论述。发背阳证之治疗，先以蟾酥丸发汗，更与银花解毒汤，或犀角地黄汤清营解热，勿使伤其脾胃。俟脓一溃，诸症悉安。须知有脓时，急宜当头开之，否则，若毒内攻，则生变证。至溃后，即腐烂尺余者，若无恶证，则投以大补之剂，肉最易生，此阳证易治者也。若元气大虚，而为内陷之证，必致神昏痉厥，手足逆冷，腹痛泄泻，而不可救矣。宜用参芪内托散，峻补元气，冀其引血成脓，化毒外泄；外用乌金膏或夺命丹盖贴，以提其毒，俾不至肿不溃，腐不烂，方得生机。

高秉钧引用朱丹溪、陈士铎对未溃、已溃、阳毒、阴毒治则的论述。如"丹溪曰：痈疽未溃，以疏托解毒为主；已溃，以托补元气为主。陈远公谓：阳毒可用攻毒，阴毒必须补正"。

搭手之治，与发背略同。虽曰证有大小，势有轻重，而所以清热化毒、补养气血之方，则无二致。此二证中，亦有三陷变象，与脑疽同，其候数亦同。又发背、搭手及脑疽，至溃脓腐脱后，新肉既满，而口不敛，有忽发流火者。其人憎寒壮热，甚至神识昏迷，疮口四边红赤，延开四布。此时可用凉血清解，如鲜地黄、犀角、牡丹皮等。待一日或二日后，汗出身凉，赤退肿平，其疮口自然敛小。此由营卫亏损，火旺浮越所致。汗出而火自散，营卫自和，则疮口自敛。又有流毒一证，疽发肿大，势如发背，但头虽溃，而外面不腐，因暑湿郁遏而成。若脓出稠浓，而肉腐易脱者易愈。治与阳证发背同。

又治发背、搭手之证，最适宜用灸法，不管阴证阳证，病程长短，肿痛或不痛，或痛甚，但未成脓，或不溃者，俱可灸之。取大蒜切片，安疮头上，用大艾炷灸之，三壮换一蒜片，痛者灸至不痛，不痛者灸至痛方止，其毒气自然随火而散；若有十数头作一处生者，即用大蒜研成膏，作薄饼铺疮头上，聚艾于蒜饼上烧之亦可。如此恶证，唯隔蒜灸及涂乌金膏有效。

（4）病案举例

案例1： 暑邪夹郁热阻于营分，背左焮肿结成发背，脓腐不透，根坚散大，脉弦硬，饮食少，势在方张，未免有加大加重之变。嫩苏梗、川羌活、全当归、连翘壳、黄防风、制僵蚕、鲜首乌、江枳壳、块滑石、嫩桑枝。

按语： 此发背属暑夹郁热证，病在营分。暑性升散，夹湿夹热，上袭左背，局部红肿热痛，且尚未溃破，为疾病初期。连翘为治痈圣药，以清热解毒，消疮散结；羌活、桑枝引经，清经络湿热；防风祛风胜湿，僵蚕助透热消肿，苏梗、枳壳调理气机，滑石导湿热从小便而出；因病入营分，以当归活血，何首乌滋养阴血。

案例2： 搭疽过候，脓不透，根盘坚肿，腐不化，火毒势盛，大便坚急，寒热交作，高年犯此重症，虑有陷闭神迷变端。羚羊角、鲜生地、黑山栀、粉丹皮、皂角刺、金银花、江枳壳、赤芍药、净连翘、嫩芦尖。

按语： 搭手疽，脓已成而不透，火毒弥漫，则发热；气分表热，热郁肌表，则有恶寒，故而寒热交作；火热伤津，则大便秘结坚硬；因患者年事已高，此热毒重证有陷入心包扰神之虞。故治以清热解毒，凉血透脓，以羚羊角清热止痉，皂角透脓，金银花、连翘清热解毒；邪热伤气耗血，枳壳理气，生地黄、芦根养阴生津，牡丹皮、栀子、赤芍清热凉血。

5. 内外踝疽

（1）临床表现

外踝疽，即脚拐毒，俗名穿拐毒；内踝疽，生两足内踝近跗之处。两者症状表现相似，初起外踝嫩肿，疼痛彻骨，举动艰难，寒热往来，其患处可伴有红晕，也可皮色不变而漫肿无头。

（2）病因病机

《疡科心得集·中卷·辨外踝疽内踝疽论》指出，外踝因属足三阳经脉络，故多由湿热下注、血凝气滞而成，亦可由三阴亏损、寒湿注聚阻络所致；幼儿因先后天不足而发。内踝因属足三阴经脉络，故多由湿热下注而成，有由寒湿凝聚而成者，有脾经湿毒流滞而成者，亦有碰伤，或毒蚊蚁蚤咬伤而起者。

（3）治则治法

外踝疽，如有红晕者，宜服荆防败毒散加牛膝，脓熟针之，后兼用托补法。若其皮色不变而漫肿无头者，此名穿拐痰，初起宜温通，溃后宜补托。

内踝疽，一般治同外踝疽。然其有肿甚，串及外踝，后俱穿溃腐烂如臁疮，四围紫黑，时流毒水；或淌臭脓，名曰驴眼毒，俗名夹棍疮者，治疗最难收功。掺以珍珠散，贴以白玉膏，内服萆薢化毒汤，或五苓散、四妙散等。

6. 脚发背

脚发背又称足发背，一名足跗发，是发于足背部的急性化脓性疾病。

（1）临床表现

初起可有踝关节疮口逐渐增大，坚硬红肿；甚至有脓液，局处疼痛；

可伴有寒热交作，呕吐等。

（2）病因病机

高秉钧在《疡科心得集·中卷·辨脚发背脱疽论》所云："三背不宜生疮。惟足背多筋少骨，肉少皮薄，又在至阴之下，发疮疽者升发迟慢，所以为险候也。"其证或由于足三阴精血亏损，或由于足三阳湿热下注而生，或有因物搐伤，亦因湿火之盛而然。

（3）治则治法

若色微赤微肿而脓清者，属精血亏损，为难治；若黑暗不肿痛，不溃脓，烦热作渴，小便淋沥者，阴败末传，恶证也，为不治。

湿热下注者，先用隔蒜灸；内服活命饮，以解壅毒；次用托里消毒散；溃后服益气汤、六味丸，以补精气。若色暗不痛者，着肉用桑枝灸，以行壅滞、助阳气，更用十全大补汤、八味丸，以壮脾土，滋化源，多有复生者。

（四）无头疽

无头疽是发生于骨与关节间的急、慢性化脓性疾病的统称，因其初起无头故名。兹就《疡科心得集》中附骨疽的证治进行论述。

附骨疽是一种毒气深沉、附着于骨的深部溃疡，相当于西医学的化脓性骨髓炎。其特点是儿童常见，多发生于四肢长骨，局部胖肿，附筋着骨，推之不移，疼痛彻骨；溃后脓水淋漓，不易收口，可成窦道，损伤筋骨。生于大腿外侧者称附骨疽；生于大腿内侧者称咬骨疽；生于骨胫部者称骨胫疽。

1. 临床表现

《疡科心得集·中卷·辨附骨疽附骨痰肾俞虚痰论》曰："附骨疽者，俗呼为贴骨痛，生于大腿外侧骨上……凡人环跳穴处无故酸痛，久而不愈者，便是此证之兆。"其症状表现，"始时臀腿间筋骨酸疼，甚者曲伸不能转侧，不红不热，皮毛不变，身体乍寒乍热，而不能作汗；积日累月，渐觉微微肿起，阴变为阳，寒化为热，热甚则腐肉为脓，此疽已成也。谓之附骨者，以其毒气深沉附着于骨也。"

2. 病因病机

高秉钧指出，附骨疽，"盖由元气素亏，风邪寒湿乘虚入里，络脉被阻失和，致血凝气滞而发"。中医理论认为，肾主骨，所以肾经阳和之气不足，风寒湿邪乘虚而入，导致脉络阻滞不通，阴血气机凝滞，郁久成脓。

3. 治则治法

初起治法，宜用温经通络，散寒通滞为主；若脉见滑数，按之软熟，脓已成也，速宜开之，毋使久留延漫，否则必全腿俱溃。附骨疽多属阴寒湿引起的病证，所以，出脓之后，须温养气血、扶胃和营，方能速愈。切不可用寒凉外敷内服，贻害非小。

4. 病案举例

案例1：营亏落空，阴寒袭阻，腿股酸楚，色白蔓肿，已成附骨阴疽，非用温通不能奏效。大熟地、青麻黄、鹿角霜、炮姜炭、白芥子、上猺桂。

二诊：又温经通络，已得辄效，根松顶平，大有消散之意，仍用前法小变其制。大熟地、青麻黄、鹿角霜、炮姜炭、白芥子、肉桂、淡苁蓉、怀牛膝、紫丹参、泽兰叶、粉归身。

按语：营血空虚，营失内守，加之阳气素亏，风邪寒湿等阴邪乘虚入里；寒主收引，客于腿股，则酸楚不适；寒主凝滞，易于阻滞气机，腿股气血运行不通达，则色白；已成阴疽之证，非用温阳通脉法不可。予阳和汤化裁，方中用熟地黄温补肝肾，滋阴养血为君；鹿角胶补肾填精，强壮筋骨为臣；麻黄辛温开腠理以散风寒湿邪，白芥子祛皮里膜外之痰湿，炮姜炭温经散寒，共为佐药。肉桂温补肾阳，引火归原，散寒通络。予温阳散寒通络治法后，附骨阴疽有消散之势，仍沿用前法。加肉苁蓉补肾助阳，益精血；怀牛膝善于下行，补肾强筋，两者增强补肾之力；当归、丹参活血，引正气以祛余邪；且当归补血，丹参消痈；泽兰活血祛瘀，合当归使旧去新生。

案例 2：吕，先后天俱不足，三阴亏损，督脉空虚，筋衰骨痿，腿股漫肿色白，此附骨疽也。溃久不敛，脂流液枯，面色㿠白，津精两惫，损怯已深，拟营卫两顾，竭力挽回，应手为吉。人参、熟地、黄芪、归身、白术、鹿角霜、茯神、女贞子。

二诊前方去芪鹿，加杞子、杜仲、白芍、苡仁。

按语：先后天俱不足，脾肾两虚，气血不足以荣养筋骨，故腿股漫肿色白，溃久不敛，面色㿠白；为久病耗伤阳气，阳虚之征；治以气血双补，温通经脉；方中人参大补元气，合白术益气健脾，培补后天之本；熟地黄甘温补肝肾，滋阴养血；鹿角胶补肾填精，强壮筋骨；黄芪、当归补益气血，女贞子滋补肾阴。全方气血双补，阴阳双补，即补先天又补后天。

案例 3：许，先后天俱不足，三阴亏损，骨痿筋衰，致成附骨虚痰痼疾，童损之根荄。大补元煎。

按语：脾肾两虚，以阴虚为主。肾主骨，肝主筋，肝肾阴虚则骨痿筋衰。以大补元煎培补先后天，大补气血。方中人参大补元气，熟地补肝肾，合当归滋养阴血；山药补脾益阴，山萸肉酸涩滋肝阴，枸杞、杜仲平补肝肾。

（五）流注

流注是发于肌肉深部的急性化脓性疾病。流者，行也。注者，住也。流注好发于四肢躯干肌肉丰厚处的深部或髂窝部，发病急骤，局部漫肿疼痛，皮色如常，容易走窜；常见此处未愈，他处又起。

1. 临床表现

除头面、前后二阴、腕、踝等远端比较少见外，其余任何部位均可发生，尤多见于腰部、臀部、大腿后部、腘窝部等处。初起憎寒壮热，或微恶寒发热；在四肢近端或躯干部，有一处或数处肌肉骨节疼痛，漫肿，微热而皮色不变，继则肿块增大，疼痛加剧。至根盘白而顶微红，则脓已成。溃后脓出黄稠，瘀血流注则夹有瘀血块；随之肿硬疼痛渐消，脓尽收口愈合。

2. 病因病机

本病总因正气不足，邪毒流窜，使经络阻隔、气血凝滞而成。高秉钧指出，对流注的病因病机，须"辨其阴阳，明其虚实"。其中，"若因于风寒客热，或暑湿交蒸，内不得入于脏腑，外不能越于皮毛，行于营卫之间，阻于肌肉之间，或发于周身数处而为流注……此属实邪阳证。"又，"其有体虚之人，元气不足，或因郁结伤脾，暴怒伤肝，气凝血滞，或湿气逆于肉腠，或寒邪入于筋络，或湿痰阻于经隧，或瘀血注于关节，又或病后余邪发散未尽，种种病由，皆因真气不能运行，使邪气壅滞而为患也……此虚证属阴"。

3. 治则治法

阳证流注，必欲辨明风寒暑热，客于何部经络，总以发表和营。如正旺邪实，宜万消化坚丸攻透，方能无脓即消，有脓即溃，屡用屡验，切勿以药味峻猛而避之。如溃脓后，急欲调和脾胃；若久不敛口者，方可补托；如阴寒着骨而发。足不能伸筋，或身不能转动，必须用阳和汤温经通络，溃后调治同前。

4. 病案举例

案例1：胡，战汗病解，贪凉着冷，冷气入骨，臀股酸痛漫肿，难以转动，而发附骨流注，正虚邪恋，消之非易。豆卷、桂枝、牛膝、泽兰、桑寄生、海风藤、独活、丝瓜络。

按语：患者患病后战汗作解，汗出则腠理开；着冷后，冷邪气乘虚入里，深入骨；寒主收引，寒气入里，凝滞臀股处气血，则生酸痛浮肿；气血不畅，难以转动，寒邪入于筋络，使邪气壅滞而为流注；治以温通经脉，行气活血之法；以桂枝辛温通行经脉，祛入里之寒邪外出；海风藤、独活助桂枝祛风湿，通络止痛；牛膝、泽兰活血化瘀；桑寄生补益肝肾，祛风湿、强筋骨；豆卷清利，入中焦，增强脾主运化功能，使寒湿邪气从内而解。

案例2：王，阴亏络空，虚寒凝阻，腰发流注，色白漫肿，延久溃脓，防成童损，拟以温通。阳和汤加杜仲、菟丝子、归身。

按语：阴亏络空，经脉不得阴液濡养；阴血不足，血脉运行迟滞，虚寒凝阻经络，发于腰部而生流注；寒凝于腰部，气血失于濡养，则色白；寒凝气机，则局部漫肿。治以温阳补血，散寒通滞之法；阳和汤方中，用熟地温补肝肾，滋阴养血；鹿角胶补肾填精，强壮筋骨；杜仲、菟丝子助熟地黄、鹿角胶补肾助阳，强壮筋骨；麻黄辛温开腠理，以散风寒湿邪；白芥子祛皮里膜外之痰湿，炮姜炭温经散寒；当归身补血活血，散寒止痛。

案例3：流痰结毒，最难收口，由先天禀赋，后天生气不足，营亏卫弱所致；须要饮食滋味得宜，冀其气血充盈，可望收功日期。西洋参、粉归身、大熟地、台白芍、云茯苓、甜冬术、绵黄芪、山萸萸、枸杞子。

按语：先天后天不足，肾脾两虚，气血不足，营卫虚弱，正气无力托邪。治以补益扶正，托邪外出。以黄芪益气固表，托疮外出；西洋参、白术、茯苓益气健脾；当归、熟地黄、白芍补血养血，以气血双补，以补后天；山萸肉、枸杞平补肝肾，以补先天。

案例4：李，先天不足之体，血气之亏可知，湿热从此不化，逗留肢节，遍发流痰，蔓延不已，此为童瘵。苟能调养得宜，或可望半载一年而愈，终非易治之症。党参、黄芪、炙甘草、薏苡仁、赤苓、扁豆、山药、砂仁。

按语：患者本先天不足，湿热乘虚入里，因正气虚，无力祛邪，湿热留而不化，停于肢节，故遍发流痰，治之非易。治以扶正祛邪，黄芪、党参、甘草补气健脾；薏苡仁、茯苓、扁豆健脾渗湿；薏苡仁又可清热，山药健脾滋脾阴；砂仁理气和胃，调畅中焦气机。

案例5：孙，气血两亏，骨蒸经阻，遍发注痰肿漫。虑其延久成脓，拟以营卫并顾。熟地黄、归身、白芍、黄芪、首乌、冬术、茯苓、杞子。

按语：气血两亏，血虚阴不足，生热郁于内，则生骨蒸；气血亏虚，运行不畅，阻于经络，则遍身发出流注痰核。治仍以补益气血，调和营卫；以黄芪、白术、茯苓益气健脾；熟地黄、当归、白芍，补血养血，以气血双补；首乌、枸杞子补肾。

案例6：邵，先天禀薄，后天生气不足，三阴亏损，营虚血不充络，股发流痰，溃久不敛，精枯脂流，督脉空虚，筋衰骨痿，身体缩小，渐有鸡胸龟背之状，童损何凝？姑拟经旨：先天不足，以后天培补之。幸能脾胃醒复，饮食加增，再商丸剂，调治其本。人参、茯苓、於术、炙草、陈皮、木瓜、白芍、首乌、建莲、砂仁。

按语：先后天俱不足，脾肾两虚，气血不足以荣养经络，臀部发流痰。因正虚不足，溃破后久不收敛；且筋衰骨痿，身体缩小，皆为肾精亏虚之象。遵《黄帝内经》宗旨以补后天养先天，故治以益气健脾之法。以四君子汤益气健脾，加陈皮理气健脾，调和脾胃；莲子肉健脾益肾固精；砂仁理气，防补过于呆滞；木瓜和中化湿，又可消食生津；白芍、何首乌养阴。总之，气血营卫双补。

（六）丹毒

丹毒是患部皮肤突然发红成片、色如涂丹的急性感染性疾病。本病发无定处，根据发病部位的不同又有不同的病名。如生于躯干部者，称内发丹毒；发于头面部者，称抱头火丹；发于小腿部者，称流火；新生儿多生于臀部，称赤游丹毒。

1. 临床表现

丹毒的发病特点是病起突然，恶寒发热，局部皮肤忽然变赤，色如丹涂脂染，焮热肿胀，边界清楚，迅速扩大，数日内可逐渐痊愈，但容易复发。高秉钧在《疡科心得集·上卷·辨大头瘟抱头火丹论》中，有如下描述："大头瘟者，系天行邪热疫毒之气而感之于人也。一名时毒，一名疫毒。其候发于鼻面、耳项、咽喉，赤肿无头，或结核有根，初起状如伤寒，令人憎寒发热头疼，肢体甚痛，恍惚不宁，咽喉闭塞，五七日乃能杀人。若至十日之外，则不治自愈……凡病若五日以前，精神昏乱，咽喉闭塞，语言不出，头面赤肿，汤水难入者，必死之候，治之无功矣。"抱头火丹较大头瘟证稍轻，《疡科心得集·上卷·辨大头瘟抱头火丹论》中描述："初起身发寒热，口渴舌干，脉洪数，头面焮赤有晕。"

赤游丹："名之丹者，以应心火而色赤也，形如云片，上起风粟，作痒而痛，或发于手足，或发于头面胸背，令儿躁闷腹胀，发热，游走遍体，流行甚速，须急治之。"（《疡科心得集·中卷·辨小儿赤游丹游火论》）

2. 病因病机

高秉钧认为，大头瘟和抱头火丹毒，均"系天行邪热疫毒之气而感之于人也"；小儿胎毒，"乃心火内郁，三焦风热乘之，故发于肌肤之表，风胜则树木皆摇，故令游走殊速"。（《疡科心得集·中卷·辨小儿赤游丹游火论》）

因此，本病总由血热火毒为患。凡发于头面部者，多夹风热；发于胸腹腰胯部者，多夹肝脾郁火；发于下肢者，多夹湿热；发于新生儿者，多由胎热火毒所致。

3. 治则治法

（1）大头瘟

大头瘟有传染性，"治宜辨之，先诊其脉，凡滑数、浮洪、沉紧、弦涩，皆其候也。但浮数者，邪在表，犀角升麻汤发之；沉涩者，邪气深也，察其毒之盛者，急服化毒丹以攻之；实热便秘者，大黄汤下之；或年高气郁者，五香连翘汤主之。又于鼻内搐通气散，取十余嚏作效，若搐药不嚏者，不可治之；若嚏出脓血者，治之必愈……凡经三四日不解者，不可太下，犹宜和解之，以犀角散、芩连消毒饮，甚者连翘汤之类。至七八日，大小便通利，而头面肿起高赤者，可与托里散、托里黄芪汤；如肿甚者，宜砭患处出恶血，以泄其毒……陶节庵曰：大头伤风之证，若先发于鼻额红肿，以致两目盛肿不开，并面部焮赤而肿者，此属阳明也；或壮热气喘，口干舌燥，咽喉肿痛不利，脉来数大者，用普济消毒饮主之；如内实热甚者，用通圣消毒饮。若发于耳之上下前后，并头角红肿者，此属少阳也，或肌热，日晡潮热，往来寒热，口苦咽干目疼，胁下满，宜小柴胡汤加花粉、羌活、荆芥、连翘、黄芩、黄连主之。若发于头上，并脑后项下及目后赤肿者，此属太阳也，宜荆防败毒散主之。若三阳俱受邪，并于头面耳目鼻者，与普济消毒饮；外用清凉救苦散敷之"。

（2）抱头火丹

抱头火丹无传染性，"治以犀角地黄汤，或羚羊角、紫花地丁、金银花、黄芩、山栀、石斛、玄参、牡丹皮、知母、连翘之属；若舌腻有白苔者，宜黄连解毒汤；外以如意金黄散，蜜水调涂即愈"。

（3）小儿赤游丹

小儿赤游丹："治宜凉心泻肝，如龙胆泻肝汤、犀角地黄汤之类；又当顺天时，若暑热，以通圣辛凉之剂解之；严寒，以升麻、葛根辛温之剂解之。外宜用磁锋砭去紫血，以泄其毒，再用精肉片贴之；或用鸡子清调乳香末涂之亦可。又有色白者，名白游风，其候流块作痒，大小不等，津水作烂，此感风湿而发，治以疏散渗湿为主。"

4. 病案举例

案例 1：风热阻络，耳后项间焮肿而成时毒，延来旬日，消之不易。牛蒡子、荆芥穗、黄防风、制僵蚕、净连翘、全当归、左秦艽、象贝母、双钩藤、冬桑叶。

按语：风热上攻，阻于耳后项间；风善行而数变，病情急进，热伤气血，灼伤肌肤而成毒；治以疏风清热，化痰散结。牛蒡子、桑叶、连翘疏散风热；防风、荆芥穗舍性取用，增强疏风之力；秦艽祛风胜湿，舒筋活络；风木属肝，风热毒邪上攻多夹肝风上扰，故僵蚕、钩藤清热息风；象贝清热化痰，消肿散结；热炼液成痰，易化火伤阴，以当归养阴血活血。

案例 2：抱头丹毒，额面焮肿起泡，寒热无汗，呕恶头晕，风火蕴郁不达，防其加重增变。牛蒡子、荆芥穗、制僵蚕、紫马勃、绿升麻、净连翘、细柴胡、玉桔梗、黄防风、薄荷头、生甘草、冬桑叶。

按语：抱头丹毒，多由血热火毒为患，因发于头部，常夹风热，火毒上攻额面，则焮肿起泡；热毒之邪郁于上焦，发于头面，则恶寒发热；风邪郁闭腠理，则无汗；火毒邪气，扰于头部，则头晕；影响气机升降，则恶心呕吐。治以疏风散邪，清热解毒，采用火郁发之之法，以清为主，辅以透发。马勃、连翘、僵蚕透热消肿，牛蒡子、桑叶、薄荷疏散风热；防风、荆芥穗舍性取用，增强疏风之力；升麻、柴胡透邪解热；同时，升麻升阳明之气，柴胡升少阳之气，引清气以祛邪，更好地解毒。

案例 3：王，风火袭入三阳，头额焮赤而肿，为游火丹毒，此即宋时所谓大头瘟症也。古人虽有成法，初起苔白不干，恶寒未止，先从透解立法。普济消毒饮去黄连、黄芩。

按语：风火袭入三阳，风热毒疫之邪，壅于上焦，发于头部，则头额焮赤而肿；因初起舌苔白不干，热未入里损伤阴津，故治以疏风透表，清热解毒；减黄芩、黄连。牛蒡子、薄荷、连翘、马勃、僵蚕、板蓝根辛凉透表；升麻、柴胡透邪解热。同时，升麻升阳明之气，柴胡升少阳之气；橘红入脾肺经，理上焦、中焦之气，调理被火毒损伤之气机；玄参清热解毒，合薄荷、牛蒡子利咽；甘草泻火解毒，调和诸药。

二诊肿势愈甚，恶寒已除，脉来弦数右大，舌苔渐黄，风温兼夹痰食，已入胃中，防其化燥神昏。前方加羚羊角、黄连、黄芩、半夏、神曲。

按语：因肿势大减，恶寒已除，表热之邪已去；而右脉主气，大则气盛，舌苔渐黄，已有里热之势，且夹痰食，属太阳阳明合病，肺胃同病；胃喜燥恶湿，邪入阳明胃经，易化燥生风；肝风上扰，则易神昏。故加甘寒清上、中二焦之黄芩、黄连；半夏和胃化痰，神曲消食；羚羊角清热息风，防肝风上扰。

三诊病已及候，头面滋水，淋漓而出，五日未大便，脘痞，苔黄，脉沉按而实，温邪外欲化而内欲结也，当乘势逐之。前方加制军三钱，芒硝钱半。

按语：患者表邪渐轻，但里实渐重，阳明化燥益甚，化燥伤津；大便燥结，腑气不通；大便秘结，浊气不降，则生脘痞，舌苔黄、脉沉按而实为里实之征；可予攻下，制大黄泻下热积，芒硝软坚润燥。

四诊便解神清，邪似内外俱泄，善后之法清涤余邪。豆卷、石斛、川贝、蒌皮、天花粉、黑山栀、牡丹皮、连翘、谷芽。

按语：予攻下后，大便解出，神志清晰；风温之外邪，阳明之里实，邪气大减；再予清上、中焦之余邪，清热养阴生津；连翘辛凉，清热解毒疏风；牡丹皮、栀子凉血，清泄三焦余热；前诊因热燥伤阴津，易生热痰，以川贝母、瓜蒌皮清热化痰；石斛、天花粉养阴生津，救化燥伤阴之津液；豆卷清利在里之热，谷芽醒脾和中。

（七）瘰疬

瘰疬是一种发生于颈部的慢性感染性疾病。结核累累如串珠状，故名瘰疬，又名"疬子颈""老鼠疮"。

1. 临床表现

瘰疬多见于体弱儿童或青年女性。《疡科心得集·上卷·辨瘰疬瘿瘤论》曰："其候多生于耳前后，连及颈项，下至缺盆及胸胁之侧。"因此瘰疬好发于颈部及耳后，起病缓慢。又曰："初起如豆粒，渐如梅李核，或一粒，或三五粒，按之则动而微痛，不甚热，久之则日以益甚，或颈项强痛，或午后微热，或夜间口干，饮食少思，四肢倦怠，或坚而不溃，或溃而不合。"说明瘰疬初起时结核如豆，不红不痛；逐渐增大，融合成串，溃后脓水清稀，夹有败絮样物，此愈彼溃，经久难愈，形成窦道，愈合后形成凹陷性瘢痕。

2. 病因病机

瘰疬的病因病机，"属三焦肝胆等经风热血燥，或肝肾二经精血亏损，虚火内动。人或恚怒忧思，气逆于肝胆二经；二经多气少血，故怒伤肝则木火动而血燥；肾阴虚则水不生木而血燥，血燥则筋病，肝主筋也，故累累然结若贯珠"。故瘰疬总由"虚劳气郁"所致，亦即，情志内伤，肝气郁结；肝木乘脾土，脾失健运，痰湿内生；气滞痰凝，结于颈项；或肝郁化火，下烁肾阴，以致阴虚火旺，肺津不能输布，灼津为痰，痰火凝结而成。

3. 治则治法

瘰疬的治疗，以扶正祛邪为总则。痰凝为瘰疬形成之病理因素，气滞、脾虚是痰形成之源，故采取虚实辨证，三期论治，合理用药，内外结合治疗。

治宜以益气养营之药，调而治之。若寒热焮痛者，此肝火风热，属气病，用小柴胡汤以清肝火，兼服加味四物汤以养肝血；若寒热既止，而核不消散者，此肝经火燥而血病，用加味逍遥散以清肝火，六味地黄丸以生肾水；若肿高而稍软，面色萎黄，皮肤壮热，为脓已成，宜针以决之，及服托里之剂；若经久不愈，或愈而复发，脓水淋漓，肌肉羸瘦者，必纯补之剂，庶可收敛。如用益气养营汤以补气血，六味丸以滋肾水、培肝木，补中益气汤以健脾土等。又如，夏枯草能散结气，而有补养血脉之功，能退寒热，虚者尽用之。他若贝母、陈皮、木香、香附、青皮、地骨皮、山栀等，为化痰、散滞、利膈之品，亦可随证加入。外用之法，有隔蒜灸、豆豉饼灸，灸肩髃、曲池二穴，琥珀膏贴敷，用夏枯草、蒲公英煎汤代茶饮等。

4. 病案举例

案例 1：张，肝气不舒，胆火上逆，项间结疬如贯珠，此系郁证，不可攻消，消则反甚，用两和肝胃。牡蛎消瘰丸，川贝母、玄参、牡蛎、白芍、牡丹皮、橘叶、两头尖。

按语：肝气不舒，气滞化火；肝胆互为表里，足少阳胆经分支循颈前；肝火传胆，胆火上逆，炼液成痰，结于项间，则成瘰疬。病以肝郁化火为本；治宜疏肝理气健脾；消瘰丸清润化痰，软坚散结；玄参苦咸寒，软坚消瘰；贝母化痰消肿，解郁散结；牡蛎咸寒，育阴潜阳；香附、橘叶疏理肝气，使肝气畅达；白芍收敛肝阴，养血柔肝，凉以制火；牡丹皮凉血散瘀，通气消痰凝所致血行不畅。

案例 2：王，督脉隶乎肝肾，女子以肝为先天。及笄之年，癸水未通，颈项虚痰累累，骨蒸晨汗，血枯肝郁，劳瘵之根萌也。局方逍遥散，为女科之圣剂，大意重在肝脾二经，因郁致损，其方下云：养血以润之，培土以升之。佐柴胡以引春生之气，令木气敷荣，即内经木郁达之之意，但久疡速效难期，必得天癸通行，病根斯拔。黑逍遥散。另天王补心丹，每朝服三钱。

按语：督脉主干起于肾下胞中，肝肾同属下焦，阴液互根互用。女子以肝为先天，十五岁之时，癸水未通，下焦阴液不能上达荣养颈项，则生虚痰。肾阴不足，虚热内生；肾主骨，内热盛则骨蒸；晨起热迫汗出，此为劳瘵之根源。《太平惠民和剂局方》中的逍遥散，为女科圣剂，主要疏肝健脾养血，以调理肝脾。因肝失疏泄，肝郁木旺，横逆犯脾，致脾损；肝主藏血，血属阴，养血即养阴，滋养肝脏；脾主升清，健脾则清阳上升；以柴胡疏肝理气，体现木郁达之之意。但患病久，予疏肝健脾则难以速效，必通天癸，病根才能解除。黑逍遥散，柴胡、薄荷疏肝理气，当归、白芍滋阴养血，茯苓、白术健脾理气，晨起服天王补心丹滋养心肾之阴。

案例3：陆，先天禀薄，后天生气不足，肝阴有亏，致颈项结核，而成痰病，溃久不敛之累，防成劳瘵。黄芪、归身、白芍、白术。

按语：患者本先天禀赋不足，加之后天失养，肾脾两虚，肝阴亏损，不能濡养经络；气血亏乏，经脉失养，气血凝滞于颈项而成结核，且溃破后气血不足以托邪；治以补益气血；以黄芪甘温补益脾气，白术助共益气健脾；当归、白芍补养阴血。

（八）发颐

发颐是热病后余毒结于颐颌间引起的急性化脓性疾病。特点是，常发生于热病后期，多一侧发病；颐颌部肿胀疼痛，张口受限；全身症状明显，重者可发生内陷。

1. 临床表现

在腮颌之上，两耳前后硬肿疼痛，初起可伴有身热口渴，大便秘结，甚至神识昏蒙。

2. 病因病机

发颐，乃伤寒汗下不彻，余热之毒未除，邪结在腮颌之上，两耳前后硬肿疼痛。初起邪在气分，可弥漫三焦；余热耗伤气阴，正虚邪实，可致津亏液枯；热扰心神则神识昏蒙，发病时可夹湿温毒邪。

3. 治则治法

初起身热口渴，当用连翘败毒散清热解毒，或普济消毒饮亦可；如正虚邪实，津亏液枯，大便秘结；神识昏蒙，脉来弦硬者，则以犀角地黄汤加西黄、胆南星、竹沥主之。又有湿温时邪，或伏邪瘅疟，或温瘀疫毒，虽得汗而余邪未彻，走入少阳，发于颐者，身体仍然寒热，舌苔白腻；或大便坚结，或协热下泄；当以泻心汤合温胆汤，或葛根芩连汤治之。如寒热不止，患处红肿光亮而者，势均力敌必成脓，穿溃后不可骤投补托，止宜扶胃和营；外以升膏盖贴。如脓不外泄，用升药线提之。

4. 病案举例

案例1： 发颐已透，坚硬无情，尚未化脓，邪陷入里，神昏风动，舌卷囊缩，恶疑叠见，究属正不胜邪。据述汤饮四日未进，又何望焉？勉拟存阴清透，先用通灵开窍，得药下咽再商。鲜地、石膏、元参、鲜斛、牛膝、知母、甘草、麦冬、芦根、粳米。先服活蚌水一杯。

按语： 热病后期，发颐已透，热灼津液，炼液成痰，则坚硬；热毒邪气在外，则灼伤气血生脓；入里扰乱心神，则神昏；心经热盛伤津，则舌卷；热极生风，肝风内扰，肝经热盛伤津则囊缩。其根本为正气不足以胜邪，邪气乘虚入里。患者四日未进汤水，先用通灵开窍；予白虎汤清热生津，石膏大寒清热兼透，知母滋阴生津；粳米、甘草顾护脾胃，防寒凉药伤脾胃；牛膝导热下行，生地黄、玄参、石斛、麦冬、芦根等大队养阴药，补养阴液，滋养经络。

案例2： 顾，但热不寒，四候以外，左颈发颐，脓结已透，神情大困，动则汗出，脉仍弦细而数，幸胃家尚善纳食。夫久病有胃则生，疡科为尤甚，切不禁其口食，以冀脓泄生阴。青蒿、牡丹皮、制蚕、黄芩、川贝、洋参、玄参。黄芪一两代水。

按语： 热病后期，余热未透，邪热未清，则但热不寒，结于左颈，而发颐。本热病后期热伤气阴，透脓后正气愈虚，气虚神气失养，故神情大困；气虚不能固摄肌表，故动则汗出；病久正虚，以黄芪、西洋参补气健脾；青蒿、黄芩、牡丹皮清余热，僵蚕解毒散结，川贝母助僵蚕化痰散结；玄参苦咸寒，软坚消结。

二诊昨日夜半，脓泄盈盛，邪已外溃，今晨疮口开豁如钱，此气虚也，虽属脉静身凉，而言微语短，羸弱极甚，虚脱，诚然，所幸胃气未衰，将培补重剂投之，或可侥幸。党参、黄芪、冬术、大生地黄、归身、怀山药、杏仁。

按语： 初诊后，正气得充，抗邪外出，助脓外泄；托邪外出后，正气又虚，而后言微语短等，均为气血虚损之象。再予补益气血，黄芪、党参、白术益气健脾，增强补气之力；生地黄、当归补养阴血，山药健脾养阴，杏仁宣发气机。

三诊昨投大补，汗止而胃口益佳，当此汗脓大泄之后，气分血分之邪尽出，与寻常内证病后不同，不必禁忌口食，将有味养阴之品，任伊资啖，庶几阴生而日长，再从前方加味。前方加麦冬、白芍。

按语： 三诊后正气得补，气血渐充，正胜邪退；邪气退去后，再气血阴阳双补，故前方加养阴之麦冬、白芍。

四诊病已大愈，气血渐复，疮口自收。前方去麦冬，加玉竹。另膏滋方，人参固本生脉，海参为丸。

按语： 病已大愈，邪退正安，气血渐充，疮口逐渐收口。故前方去滋腻之麦冬，加不滋腻、不敛邪之玉竹。

二、乳房疾病

《疡科心得集·中卷》有《辨乳癖乳痰乳岩论》《辨乳痈乳疽论》。其中，有对乳癖、乳痰、乳岩、乳痈、乳疽等五种乳房疾病诊治的论述。

（一）乳癖、乳痰、乳岩

1. 临床表现

高秉钧认为，乳癖、乳痰、乳岩均为乳房中有结核的疾病，但临床表现又有不同。乳癖，是指"有乳中结核，形如丸卵，不疼痛，不发寒热，皮色不变，其核随喜怒为消长，此名乳癖。"乳痰，是指"有乳中结核，始不作痛，继遂隐隐疼痛，或身发寒热，渐渐成脓溃破者，此名乳痰"。乳岩，是指"乳痰之不可治者，则有乳岩……初如豆大，渐若棋子，不红不肿，不疼不痒，或半年一年，或两载三载，渐长渐大，始生疼痛，痛则无解日，后肿如堆栗，或如覆碗，紫色气秽，渐渐溃烂，深者如岩穴，凸者如泛莲，疼痛连心，出血则臭，并无脓水"。

2. 病因病机

在《疡科心得集·中卷·辨乳癖乳痰乳岩论》中，高秉钧引用薛立斋的论述："乳房属足阳明胃经，乳头属足厥阴肝经。男子房劳恚怒，伤于肝肾；妇人思虑忧郁，损于肝脾，皆能致疡。"强调乳房疾病与肝、胃、肾经密切相关。其中，乳癖，多由肝气不舒郁积而成；乳痰，或由肝经气滞而成，或由胃经痰气郁蒸所致；乳岩，由于忧郁思虑，积想在心，所愿不遂，肝脾气逆，以致经络痞塞结聚而成核所致。由此可见，高秉钧认为，上述三种乳房疾病均与肝气郁滞有关。

3. 治则治法

高秉钧认为，疏肝理气是治疗乳癖的关键。亦即，"治法不必治胃，但治肝而肿自消矣"。其选用逍遥散去生姜、薄荷，加瓜蒌、半夏、人参。对于乳痰，除了疏肝治痰之外，对于脓溃之后，须兼补益气血，以助收口。故选用加味逍遥散、归脾汤，或益气养营汤。高秉钧认为，在日常生活起居方面，患者尤应清心寡欲，平心静气。

4. 病案举例

案例 1：吴，木郁不达，乳房结癖，肝胃不和，脘痞哕逆，拟以苦辛泄降，伐寇安民，制其所胜，肝阳平而癖自消矣。左金合二陈、夏枯草、川楝子、橘核。

按语：木郁不达，则气机凝滞。乳房为肝胃经所属，气血滞于此，久之则成乳癖；木郁克土，肝胃不和，脘痞哕逆，均为胃失和降之征；治以疏肝理气，降逆和胃；苦能败火，以左金丸清肝泻火，降逆止呕；以二陈汤理气和胃；夏枯草入肝经，清肝泻火，消散肿结；川楝子助夏枯草泻火，且理肝气；橘核理气止痛散结。

案例 2：张，肝郁克阻阳明，两乳房结核成痰，胸痞少纳。逍遥散去术、姜，川楝子、香附、青皮、橘核、生谷芽。

按语：本病仍以木郁肝旺，克伐脾土为主证。肝郁化火，久之炼液成痰，故两乳房结成痰核；木旺脾虚，脾气虚乏，则纳食减少；肝主气机，木郁胸中气机不畅，则胸痞。治以疏肝理气，消肿散结。以逍遥散疏肝解郁，健脾和胃。柴胡疏肝解郁；香附助柴胡疏肝，并理气调中；当归、白芍柔肝缓急；茯苓、白术、烧姜、谷芽，健脾益气和胃；川楝子苦寒，清泻肝火；青皮破气行气，橘核理气止痛散结。全方肝脾同调，共奏疏肝理气健脾，消肿散结止痛之效。

案例 3：王，高年气血大衰，乳头缩进，结块无情，乳岩险证。四物汤、制洋参、黄芪、青皮、郁金、茯苓。

按语：患者年岁已高，气血虚衰；正气不足，邪气更进，病情凶险。治以益气扶正，理气活血为主。黄芪、西洋参益气扶正，四物汤补血，合而补虚衰之气血；青皮破气散结，使补而不滞，气行则血行；合郁金行气活血，茯苓健脾助运化。

（二）乳痈、乳疽

乳痈是由热毒入侵乳房而引起的急性化脓性疾病。

1. 临床表现

乳痈初起时，疼痛坚硬，乳汁不出；逐渐发展，可致皮肤焮肿，寒热往来，痈成后则生内脓。高秉钧所论乳痈，多为外吹乳痈，特点是乳房局部结块，红肿热痛，溃后脓出稠厚，伴有恶寒发热等全身症状。乳疽初起，局部结块硬肿，即有头出，后复旁生数头，头中有脓不多。

2. 病因病机

高秉钧认为，乳汁郁积，肝胃郁热，感受外邪，是乳痈的常见病因。如《疡科心得集·中卷·辨乳痈乳疽论》曰："夫乳痈之生也，有因乳儿之时，偶尔贪睡，儿以口气吹之，使乳内之气闭塞不通，以致作痛，因循失治而成者；有因所乳之子，膈有滞痰，口气焮热，贪乳而睡，热气吹入乳房，凝滞不散，乳汁不通，以致结核化脓而成者；亦有忧郁、暴怒伤肝，肝气结滞而成者；又有肝胃湿热凝聚，或风邪客热壅滞而成者。"

高秉钧在《辨乳痈乳疽论》论述乳疽，指出"若其始生硬肿，即有头出，后复旁生数头，头中有脓不多"。病因多为阳明痰热之毒，兼夹肝胆之火结成。治宜清理痰气、疏通肝邪、解毒和营。

3. 治则治法

乳痈的治疗，强调及早处理，以消为贵。郁滞者以通为主，成脓者以彻底排脓为要。

外吹乳痈的治疗，高秉钧分期进行论治。初起"发表散邪，疏肝清胃，速下乳汁，导其壅塞"；未成脓时，宜托里；成脓之后，若疼痛、恶寒发热，宜调营卫；若纳差、呕吐，宜补胃气，并提醒切忌清凉解毒以免伤脾胃；溃后，肌肉不生，脓水清稀，应当补脾胃。因此，初起选用牛蒡子散、橘叶汤、逍遥散等；溃后选用益气养营汤等。

具体用药上，消除壅痰，主张选用半夏、贝母、瓜蒌之品；疏理肝气，常用青皮；清热解毒、通利关窍，常用蒲公英、木通、穿山甲；补正和邪，常用当归、甘草；对于湿火乳痈，多主张外用药，掺以珍珠散，以白玉膏外敷。

乳疽选用荆芥、防风、白芷、贝母、瓜蒌、青皮、夏枯草等。

4. 病案举例

案例1：陈，先呕而口甜腻，复恶寒身热，乳房结核肿痛。此阳明蕴热，复兼外感，而入于胃络所致。生石膏、桂枝、苏梗、蒲公英、石斛、橘皮、白蔻仁、白薇、竹茹。

按语：恶寒身热，此为表证；呕而口甜腻，此为里证。阳明胃中蕴热，胃气上逆则呕；中焦蕴热夹湿，故口中甜腻；乳房属胃，阳明胃热滞于乳房，热伤气血，则生肿痛。此例为表里同病。治以辛温解表，清热解毒。桂枝辛温解表，生石膏大寒，清阳明之热；竹茹清阳明胃热，降逆止呕；陈皮理气调中健脾；白豆蔻化湿行气，合苏梗行气和胃宽中；石斛滋阴养胃，蒲公英、白薇清热解毒疗疮。上方表里同治，以调理中焦为主，兼以清热解毒，疗痈消肿。

案例2：周，产后乳房结肿溃脓，脓汁少而硬块不消，乃气血滞而不和也，拟两和气血法。全当归、泽兰、丹参、青皮、郁金、楂肉、茺蔚子、香附、生熟麦芽。

按语：产后乳痈溃破，但脓汁少；产后气血多虚，正虚无力托邪外出，痈处硬块不消；气虚无力行气，气滞则血停。治以理气和血。全当归大补亏虚之血；血虚易生血热，故以丹参、郁金活血凉血；丹参祛瘀止痛，且能消痈；郁金行气止痛；香附疏肝解郁，理气调中；茺蔚子、泽兰活血消肿块；青皮破气行气，助气行血；山楂肉健脾，行气散瘀；生麦芽合山楂健脾和胃；熟麦芽回乳消胀，助香附疏肝，调畅气机；产后乳汁能下，则痈毒自然外出。

三、五官科疾病

眼、耳、口、鼻、舌等五官，是人体不可分割的重要组成部分，均位于人体上部之头颈部，皆为清窍，为五脏清气所注达交汇之所。故五脏为病，可通过五官清窍的异常症状表现出来。且五脏生理功能不同，各有所司，疾病各有其特点。

（一）眼丹、眼漏

眼丹又名眼痈，覆杯。是眼科急重证。眼漏又名漏睛，是以内眦部常有黏液或脓液自泪窍沁出为临床特征的眼病。

1. 临床表现

眼丹生于上下眼胞，色红如丹，肿胀疼痛，故名眼丹。偏于风者，眼胞浮肿较甚；偏于热者，则眼胞肿而坚硬。

眼漏生于目内眦下，属足太阳膀胱经睛明穴（俗称大眼角，为藏泪之所），初起如豆如枣，红肿疼痛，破溃则常流脓血，又名漏睛疮。此证轻者初起稍觉睫毛干燥，视物微昏，内眦开窍如针，按之脓出，有两眼皆病者，有一眼独病者。重者内眦近鼻处结一核，初起如豆如枣，红肿疼痛，疮势虽小，根源甚深。

2. 病因病机

《疡科心得集·上卷·辨眼丹眼漏论》曰："眼胞属脾胃，证虽见于脾胃之部，实由心经受毒，热传脾胃，热毒升上，以致气血凝聚而成丹毒也。"眼丹无论上下，总由心经热毒传于脾胃，热毒上升至眼，气血凝聚而成眼丹。"风多者则浮肿易消，热甚者则坚肿难散。"

眼漏由肝热，风湿停留于睛明穴而发。

3. 治则治法

眼丹，外敷如意金黄膏；口服汤药，以羚羊角、菊花、石决明、夏枯草、金银花、牡丹皮、栀子等为主；如已成脓，急以针刺破排脓。

眼漏初起，宜清热解毒，清热散风；其重者，患处穿溃多难收敛，遂成漏管，以升药条插入提之，内服神效黄芪汤。

4. 病案举例

案例1：龚，肝阴不足，火逆有余，目珠疼痛，睛明结肿，延恐穿漏成溃。川连、牡丹皮、杭菊、连翘、蒺藜、黄芩、赤芍、决明、甘草、夏枯草。

按语：此系肝阴不足，虚火内生。肝开窍于目，虚火上扰而疼痛，睛明穴处结肿；治以滋阴降火；以菊花、蒺藜、决明子、夏枯草清肝热平肝；黄芩、黄连清热解毒；连翘、夏枯草消结肿；牡丹皮、赤芍清热凉血活血，甘草和中。

案例2：王，漏睛疮破溃出脓，恐成漏管，拟神效黄芪汤出入。黄芪、人参、白芍、归身、甘草、茯苓、熟地黄。

按语：漏睛疮破，已溃出脓。治多以扶正消脓，神效黄芪汤主之。以黄芪、人参扶正；黄芪可益卫胃托疮，人参健脾益气；茯苓助人参健脾扶正，当归、白芍、熟地黄补血养血。上方气血双补，总以扶正为主。

（二）眼胞菌毒、眼胞痰核

眼胞菌毒、眼胞痰核，均为眼睑部疾病。眼胞菌毒，是指胞睑内生出如菌，并逐渐长出，影响眼睛功能的眼病。

眼胞痰核，是指胞睑内生核状硬结，逐渐长大，而又不红不痛的眼病。

1. 临床表现

眼胞菌毒者，其患眼胞内生出如菌，头大蒂小，渐长垂出，甚者眼翻流泪，久则致昏蒙。

眼胞痰核，常结于上下眼胞皮里肉外；其形大者如刺，小者如豆，推之移动；皮色如常，硬肿不疼。

2. 病因病机

眼胞菌毒，乃脾经素有湿热，思郁气结而成。

眼胞痰核，多由湿痰气郁而成。

3. 治则治法

眼胞菌毒，初起之时，可以清凉丸外洗；后期可用软绵纸蘸水湿润眼胞，齐根切下垂出物，用翠云锭磨浓涂以止血。内服凉膈散、清脾饮。

眼胞痰核，可外用生天南星蘸醋磨浓汁，频繁外涂于眼皮处。病程短者，可及时消退。若病程较长，常常外用可使患处皮薄，剥开后挤出白粉汁即可病愈。

4. 病案举例

案例 1： 金，眼胞属脾，脾气呆钝，湿痰浊气上升，滞于膜里，眼胞菌毒数载，日渐长大垂出，当以清化。薄荷、荆芥、赤芍、连翘、防风、玄参、陈皮、决明、甘草、淡芩、夏枯草。

按语： 眼胞菌毒多因脾经素有湿热，思郁气结而成。眼胞属脾，素有湿热困脾，又因思郁气结伤脾，脾主升清降浊失职，湿热浊气上熏，故生菌毒，并逐渐长大。治当清化湿热。薄荷、连翘辛凉解表；荆芥、防风疏风胜湿；陈皮、甘草健脾渗湿，使湿从中焦而化；黄芩、夏枯草、决明子清热；赤芍、玄参清热凉血，防热久入血分。

案例 2： 唐，湿痰气郁不化，上升结于眼胞，皮里肉外，致成眼胞痰核，形如豆粒，硬肿不痛，推之不移。拟二陈合清脾饮加减。陈皮、半夏、连翘、制蚕、决明、茯苓、甘草、黄芩、夏枯草。

按语： 眼胞痰核，多由湿痰气郁而成。脾主运化水湿，脾虚运化不及，易生湿生痰；眼胞属脾，脾经湿痰上泛，以致眼胞痰核。治以二陈汤合清脾饮，以健脾燥湿化痰。陈皮、半夏健脾化痰；茯苓渗湿健脾，僵蚕祛风化痰，连翘、黄芩、夏枯草、决明子解郁热。可以看出，高秉钧治眼胞菌毒、眼胞痰核，均强调从脾经湿热论治，并配伍连翘、黄芩、夏枯草、决明子等解郁热，热退湿清则病解。

（三）耳痈、耳根痈

耳痈、耳根痈，是指发于耳部及耳根部的急性化脓性疾病。

1. 临床表现

高秉钧在《疡科心得集·上卷·辨耳痈耳菌虚实论》中，将耳痈分为虚、实两种。"若为实火，初起必寒热往来，头痛，耳中肿胀，脉弦数，似乎疟状；或三五日后，肿胀更甚，身热不和，胀痛时如针刺，则内已成脓……待脓泄邪彻，热退痛止……若为虚火，初起亦寒热，胀而不肿，头顶连项掣痛，脉细数，形神较安……不易消散，久则成脓，此疡难速愈。"

耳根痈生于耳垂后，初起形如痰核，逐渐肿大，根盘坚硬、焮肿疼痛，状类伏鼠，往往发于一侧，很少两侧同时发生。

2. 病因病机

高秉钧认为，肾开窍于耳，又是少阳胆经及三焦经脉的汇合，故多因诸经火逆所致，但有虚火、实火之分。实火耳痈，因"风温袭阻，初起……风温化火，必夹肝邪上升……少阳三焦多气少血，血少则肌肉难长，故疮口难合耳，此实火之证也……虚火耳痈者，或因肝胆怒火遏郁，或因肾经真阴亏损，相火亢盛而发"。耳根痈由于三焦风火，胆经怒气上冲，凝结而成；或耳根毒受在心肾，怒气伤心，流滞肝经，风热壅聚而成。

3. 治则治法

治疗耳痈，首先辨别虚实。

实火耳痈，初起宜牛蒡解肌汤去玄参、石斛。如痛热更甚，将成脓者，服龙胆泻肝汤。《疡科心得集·上卷·辨耳痈耳菌虚实论》曰："如风温袭阻……用牛蒡、荆芥、薄荷、夏枯草、丹皮、山栀，或小柴胡汤；如得汗邪彻，则肿胀自平；或至三五日后……风温化火，必夹肝邪上升，胀痛时如针刺，内成脓矣。用羚羊角、丹皮、山栀、钩藤、夏枯草，或龙胆泻肝汤。俟脓泄邪彻，自热退痛止。"如为虚火耳痈，初起宜用镇肝清热之剂，病久宜用大补阴丸或金匮肾气丸滋阴补虚。如《疡科心得集·上卷·辨耳痈耳菌虚实论》曰："所谓虚火耳痈者，或因肝胆怒火遏郁，或因肾经真阴亏损，相火亢盛而发……此肝阳夹虚火上逆，不能消散，久则成脓，此疡最难速愈。初时用羚羊角散，冀其镇肝清热，久宜用大补阴丸，或金匮肾气丸滋阴补虚，庶可取效。"

此外，久而成耳疳、经年脓水不干者，宜用红棉散吹之。小儿因胎热上升，或洗浴时水入耳中，亦能引起作痛化脓。初起时不可搽药，待毒尽以后，自会痊愈。假使一月之外仍不愈，亦可用红棉散治之。如《疡科心得集·上卷·辨耳痈耳菌虚实论》曰："又幼孩三四岁时，亦有此证，经年脓水不干。此系先天不足，水不养木，肝阳上逆而结。不痛不肿，不必治之；俟阴分足，肝阳平，则愈矣。又小儿因胎风胎热，或洗浴灌水，耳内亦致作痛生脓。初时不可搽药，候毒尽自愈；如月外不瘥，以红绵散治之。"

耳根痈初起有表证时，宜先疏解。过一周，若发热不解，就要化脓，可服羚羊角散。若寒热无汗，可用小柴胡汤加制僵蚕、皂角刺以攻透之。脓已成，则宜开刀排脓。

4. 病案举例

案例 1： 邵，木失所养，肝风上逆阻络，耳外结肿成痈，日久坚硬如石，消之不易，人宜安闲节食，药则养血息风。归身、白芍、煨天麻、刺蒺藜、决明、防风、钩藤、桑叶。

按语： 肝木藏血主风，阴血不足，虚风内动，与外风合邪，上扰于耳，而成耳痈。本证以血虚风动为主。治以滋养阴血，平肝息风。当归身、白芍补养阴血，阴血充足，则阴可制阳；天麻平肝息风，钩藤清热息风，决明子清肝经郁热，刺蒺藜散肝经风热，桑叶、防风疏风散热。此三味泄肝为主。

二诊养血息风，耳痈肿势虽小，木硬仍然，牙咬坚结，神疲色瘘，从阳以化为妥。熟附、苁蓉、巴戟天、桂枝、川斛、玄参、刺蒺藜、五味子、菖蒲。

按语：初诊予滋养阴血，平肝息风后，耳痈肿势虽减，但质地坚硬，且精神疲倦，面色不泽，为阳气亏乏之征。阳虚不运，血脉凝滞，患处不得气血荣养，病久邪气凝结，则质地坚硬。故二诊时，以桂枝、附子、肉苁蓉、巴戟天温补肾阳，助阳化气行气；玄参、石斛滋养肾阴，阴中求阳；五味子滋肾水，固涩下焦；刺蒺藜散肝经风热，疏肝解郁，补中有泻；石菖蒲祛湿开胃，防上述补养药物碍胃。

三诊服前方后神气觉健，耳痈根收顶突，佳兆也。再以补阴潜阳。大补阴丸汤加归身、白芍、茯苓、桑叶。

按语：二诊予温补阳气后，气血运行通畅，凝结得温则散，耳痈根部开始收小，顶部突起，有外散之势。本阴血不足，虚风上扰，又予温阳法后，阳虚阳亢凸显，须滋阴降火。故以大补阴丸，滋阴与降火并用；黄柏泻相火而坚阴，知母清热润燥，熟地黄、龟甲养阴，仍以当归身、白芍补养阴血，桑叶入肝经散风热。

案例2：孙，稚年阴亏，兼夹风热，耳脓已久，最难速痊。羚羊角、钩藤、薄荷、决明、山栀、牡丹皮、夏枯草。

按语：因年少肾经真阴亏损，兼夹风热，阴血不足，阴不制阳，则虚风内扰，夹风热上攻而发耳痈。耳部痈脓时间较长，治以凉肝息风，清热解毒；以羚羊角、钩藤凉肝息风，决明子、夏枯草清肝经郁热，薄荷凉肝疏肝，牡丹皮、栀子清热凉血，防止风热进一步传变入血分。

案例 3： 余毒阻络，肘肿漫酸，耳根结核，溃脓成漏。威灵仙、鲜生地黄、薏苡仁、土茯苓、全当归、鲜首乌、鹭丝藤（络石藤）、丹参心、桑枝。

按语： 毒邪阻络，阻于耳根部；热毒灼伤气血，溃破后而成漏；且患者肘部也有肿胀，为热毒上攻耳部、上肢所致。治之以清热解毒，活血通络。鲜生地黄、鲜何首乌、当归补养为热毒所伤之阴血；丹参凉血活血，并可消痈肿；薏苡仁清热排痈脓；土茯苓清热解毒，除湿，通利关节，合威灵仙通络止痛；络石藤、桑枝通络。

案例 4： 风热阻络，耳根结核成痰。牛蒡子、象贝母、黄防风、荆芥穗、净连翘、大杏仁、全当归、制僵蚕、双钩藤、冬桑叶。

按语： 风热上攻，阻于耳根部，热邪炼液成痰。治以疏风清热，化痰散结。牛蒡子、桑叶、连翘，疏散风热；防风、荆芥穗舍性取用，增强疏风之力；风热毒邪上攻多夹肝风上扰，故僵蚕、钩藤清热息风；杏仁宣肺降气，调畅气机；象贝清热化痰，消肿散结；热炼液成痰，易化火伤阴，以当归养阴血活血。

案例 5： 程，阴虚阳越，耳内生菌，项间结核，拟壮水制阳。大补阴丸、白芍、玄参、牡蛎、决明。

按语： 肾阴虚损，阴不制阳，虚阳上越，越于耳内，则生耳菌；虚阳化热，热扰气血，气血不畅，结于项间而成核。本病以阴虚为本，壮水之主，以制阳光，治以滋阴降火。以大补阴丸滋阴降火为主，方中熟地黄、龟甲滋阴养肾水，黄柏泻相火，知母滋阴润燥，白芍助熟地养阴，玄参助黄柏泻虚浮之火；因阴虚不能制阳，虚阳上亢，故以牡蛎、决明抑上亢之阳。

（四）鼻渊、鼻痔与鼻衄

《疡科心得集》中，鼻病包括鼻渊、鼻痔与鼻衄。鼻渊，是指以鼻流浊涕、量多不止为主要特征的鼻病。鼻痔，是指鼻内光滑柔软、状如葡萄或荔枝肉样的赘生物，常并发于鼻渊、鼻衄等鼻病。鼻衄，是以鼻出血为主要特征的病证。

1. 临床表现

鼻渊：鼻流浊涕而量多，涕从鼻腔上方向下流为其特征，伴有头痛、鼻塞，鼻内肌膜红赤等症状。如《疡科心得集·上卷·辨鼻渊鼻痔鼻衄论》曰："鼻渊者，鼻流浊涕不止，或黄或白，或带血如脓状，久而不愈，即名脑漏。"

鼻痔：鼻内有一个或多个表面光滑、大小不一，带蒂可活动，质软无痛的赘生物。《疡科心得集·上卷·辨鼻渊鼻痔鼻衄论》曰："鼻痔者，鼻内息肉，结如榴子，渐大下垂，或时缩进，或时垂出，闭塞孔窍，使气不得宣通。"

鼻衄：即鼻出血，各种原因所致的鼻部出血。

2. 病因病机

鼻渊：风热邪气上烁脑液，脑液下渗所致。高秉钧认为是肾虚之证。如《疡科心得集·上卷·辨鼻渊鼻痔鼻衄论》曰："乃风热烁脑而液下渗，此肾虚之证也。经曰：脑渗为涕。又曰：胆移热于脑。《原病式》曰：如以火烁金，热极则化为水。然究其原，必肾阴虚而不能纳气归元，故火无所畏，上迫肺金，由是津液之气不得降下，并于空窍，转为浊涕，津液为之逆流矣。"

鼻痔：高秉钧认为，鼻痔是因为肺失清肃，风湿邪气郁滞而成。如《疡科心得集·上卷·辨鼻渊鼻痔鼻衄论》："夫鼻孔为肺之窍，为呼吸之门户，其气上通于脑，下行于肺，肺气壅盛，一有阻滞，诸病生焉，故有鼻痔之患。"

鼻衄：有因心肺胃等脏腑之火入血，迫血妄行引起；有外感六淫邪气，传入经络所致；有七情内伤动血，随血上溢；或饮食不节，内生积热使然。如《疡科心得集·上卷·辨鼻渊鼻痔鼻衄论》曰："鼻衄者，或心火，或肺火，或胃火，逼血妄行，上干清道而为衄也。有因六淫之邪，流传经络，涌泄清道而致者；有因七情所伤，内动其血，随气上溢而致者；有因过食膏粱积热而致者。"

3. 治则治法

鼻渊：初起宜祛风清热，解毒通窍，用苍耳散；病程长者可补益气阴，如六味地黄汤、补中益气汤、麦味地黄汤、加味逍遥散等。

鼻痔：宜内服辛夷散，或辛夷清肺饮；外以硇砂散逐日点之，渐化为水乃愈。宜慎起居，节饮食，庶不致再发。

鼻衄：《疡科心得集》对鼻衄诊治，首辨内外因，外因者，治以辛凉清润；内因者，如肝阳化风上逆，治宜甘咸；如肾阴亏损，虚阳浮越，治以滋阴潜阳；饮食不节者，则清热解毒。如《疡科心得集·上卷·辨鼻渊鼻痔鼻衄论》曰："外因者，以辛凉清润为主；如羚羊、犀角、细生地、石斛、生石膏、知母、玄参、连翘、山栀、牡丹皮等。内因者，若系肝阳化风上逆，则宜甘咸柔之；如阿胶、生地黄、石决明、天冬、麦冬之属；若肾阴亏损，虚阳浮越者，则以滋潜为主，如六味丸、虎潜丸之类；其由饮食不节而火盛者，则用和阳消毒，如黄连解毒汤是也。"

4. 病案举例

案例1：陆，胆移热于脑，而为鼻渊，浊涕自出。辛夷、白芷、藁本、苍耳子、升麻、川芎、防风。

按语：热上移于脑，热炼成痰，则浊涕出；治以散风清热，通窍祛邪。方中白芷散风通窍，苍耳子利窍疏风除湿；辛夷合苍耳，发散通利鼻窍；

升麻、防风，风药助祛风；川芎活血祛风，体现治风先治血，血行风自灭的思想。

二诊症势渐平，丸药缓图。广藿梗一斤，雄猪胆十枚，为末泛丸如绿豆大，每服一钱。

按语：服前方后病势减轻，后予丸药图缓。用藿香梗调胃和中，猪胆汁化热痰。

案例2：冯，阴精不足，脑髓不固，鼻渊淋下，并不秽浊，每遇晴暖则稍止，逢阴雨则益甚，其为阳虚显然，宜天真丸主之。人参、黄芪、白术、山药、苁蓉、归身、天冬、羊肉。

按语：脑为髓海，肾精不足，则髓海空虚，阳虚失于固摄；肺开窍于鼻，脾为肺之母，脾肺不足，气血生化乏源，鼻窍失养，浊气内生，聚积而成涕；因于阳虚，晴日得自然阳气之助，可以温化；阴雨阳虚较显，化气不足，则秽浊加重。治以补益脾肺，温补阳气。人参、黄芪、白术、山药大补脾肺之气，助当归养血，气血双补，以补气为主；肉苁蓉温补，合羊肉温燥滋补肾阳，以助阳气；天冬既可补肾阴，又可清热，防过补阳气而生热。

案例3：高，性情躁急，阳动太过，气火上升，郁于隧窍，脑热暗泄，而为鼻渊。络道失和，颈项结核，东垣升散阳火，丹溪统治诸郁，咸取苦辛为法。然药乃片时之效，欲得久安，须怡悦情志为要。川芎、连翘、土贝母、郁金、制蚕、迎春花、昆布、海藻、香附、黑栀。

按语：患者平素性情急躁，阳气妄动；加之肝气郁滞化火，火性上炎，上扰于脑，而为鼻渊。肝郁气滞，气机运行不畅，则络道气血失和，结于颈项，易成痰核。高秉钧认为，"欲得久安，须怡悦情志为要"。故以迎春花、香附、郁金疏肝理气解郁，川芎理气兼以调血，连翘、栀子清上炎之热；僵蚕祛风热，又能化痰；昆布、海藻咸寒软坚散结，土贝母清热解毒散肿。

案例 4：丁，血热妄行，鼻痔而兼鼻衄，大补阴治其本，四生丸治其标。鲜生地黄、侧柏叶、荷叶、芦根、大补阴丸。

按语：鼻痔本为肺气不清，风湿郁滞而成，加之郁滞之热迫血妄行，则生鼻衄。治以大补阴丸滋阴与降火并用，黄柏泻相火而坚阴，知母清热润燥，熟地黄、龟甲养阴，鲜生地黄清热凉血，侧柏叶、芦根、荷叶凉血止血，以四生丸治其标。

（五）口疮、口糜

对于口腔疾病，高秉钧主要论述了口疮与口糜。口疮是指以唇、颊、舌、上腭等处肌膜发生黄白色溃烂点且灼热疼痛为主要特征的疾病。口糜是指以口腔肌膜糜烂成片、口气臭秽为主要特征的疾病。

1. 临床表现

口中生疮，色红或色白，局部常有红肿，溃破；或糜烂，伴有口干、口热，患处疼痛，甚至出血。

2. 病因病机

高秉钧认为，口疮和口糜均为心脾气滞，再加外感风热所导致。心开窍于舌，脾开窍于唇，心脾两经气滞，久而化热，合风热上窜，口唇皮肤受风热灼伤，则生口疮、口糜。如《疡科心得集·上卷·辨口疮口糜论》曰："夫口疮与口糜者，乃心脾气滞，更外感风热所致。"高秉钧认为，小儿得此病者，病机与成人不同，因小儿为纯阳之体，阳气偏胜，喂养过温，心脾积热，熏蒸口唇而发病。如《疡科心得集·上卷·辨口疮口糜论》曰："又小儿生此证者，以阴气未生，阳气偏盛，又因将养过温，心脾积热，熏蒸于上而发。"

3. 治则治法

先用辛轻升散，而后治以清凉之法；使郁火外达，再根据四诊，视其所因而治。如《疡科心得集·上卷·辨口疮口糜论》："初起不可便用凉药敷掺，恐寒凝不散，内溃奔走，久而难愈。必先用辛轻升散，而后清凉，使郁火达外，再视其所因而治之。若脉实口干，满口色红，而烂斑甚者，此实火也，以凉膈散主之；若脉虚不渴，口内色淡，而白斑细点，此因思烦太甚，多醒少睡，虚火上攻，宜以知柏四物汤加丹皮、肉桂治之；更有脾元衰弱，中气不足，不能按纳下焦阴火，是以上乘而为口疮糜烂者，丹溪所谓劳役过度，虚火上炎，游行无制，舌破口疮是也，又当从理中汤加附子治之。若作实热，误投凉药，则必致害矣。"对于小儿口疮口糜，治宜泻心化毒清凉为主。

4. 病案举例

案例：尤，阳明胃火上升，口舌红而糜，口干、寒热、便闭，宜凉膈散法。薄荷、连翘、大黄、金银花、牡丹皮、黄芩、芦根、黑栀。

按语：阳明胃火上炎，灼伤口唇而生糜；热伤津液，津液不能输布则口干；肠道津亏则便闭；火性炎上，中上焦热盛，则恶热烦渴。治以泻火通便，以凉膈散治之。方中连翘清热解毒，轻清上浮；辅以金银花，增强清热解毒之力；黄芩、薄荷清上焦郁热；栀子通泻三焦，引火下行；牡丹皮、芦根凉血；大黄荡涤大肠，导腑热实从下而解。

（六）舌喑

舌喑，是指由于中风后舌体不能随意转动，舌体发硬而言语表达不利的疾病。

1. 临床表现

舌体或居中，或偏向一边；舌体木硬，不能随意活动；口齿不清，甚至不能言语；可伴有神志改变，嘴角流涎等症状。如《疡科心得集·上卷·辨舌喑舌痹论》曰："舌喑者，中风而舌不转运，舌强不能言是也。"

2. 病因病机

舌为心之苗，从经络循行来看，手少阴心经、足太阴脾经、足少阴肾、足厥阴肝经等经络，均与舌相关联。故凡邪气中于上述经络，气血运行不畅，则生痰涎，闭阻脉道，而为舌喑。病因上来看，既可外感，又可内伤。外感者，多为风寒火热之邪；内伤者，多心肺肾三经病变。如《疡科心得集·上卷·辨舌喑舌痹论》曰："邪中其经，则痰涎闭其脉道，舌不能转运，而为之喑矣。"又曰："然有外感内伤之因，外感者，风寒火热之邪也。经曰：诸病暴喑，皆属于火。内伤者，心肺肾三经致病，亦多由痰火壅塞上窍，气血两虚，不能上荣，则舌机不转也。有肾虚而气不归源，内夺而胞络内绝，不能上接清阳之气者；有元气不足，肺无所资者；有血衰而心失所养者。盖心为声音之主，肺为声音之户，肾为声音之根。经曰：三焦之气通于喉咙，气弱则不能上通矣。"

3. 治则治法

治者能用根本之力，则丹田清阳之气，自能宣扬振作。故古人每以独参汤、地黄饮子取效也。

（七）牙宣

牙宣是以龈肉萎缩、牙龈宣露、牙齿松动、齿龈间渗出脓血为主要特征的疾病。

1. 临床表现

牙宣又名齿衄。主要症状表现为从牙缝中出血，或鲜血时从牙龈外溢。

2. 病因病机

肾主骨，齿为骨之余，故牙病常责之于肾。心肾火邪，迫血妄行，故齿衄；上齿属足阳明胃经，故胃经实火上攻，可齿衄；另胃阴虚火动，虚火随经上扰，亦可致齿衄。如《疡科心得集·上卷·辨牙漏牙宣牙疔论》曰："齿乃骨之余，肾之所主也。心肾火邪逼血妄行，故齿出血；然少阴气多血少，血必点滴而出，齿亦隐隐而痛，多欲者恒犯之……亦有胃经实火上攻，而齿龈出血者，阳明气血俱多，火旺则血如潮涌，善饮者每犯之……又有胃虚火动，腐烂牙龈，淡血常流者。"

3. 治则治法

心肾火旺者，治当凉心滋肾；玉女煎或六味地黄汤，加骨碎补、女贞子、阿胶、地骨皮等主之。阳明热盛者，宜清热凉血，犀角地黄汤主之，清胃散亦可。虚火上犯者，宜归芍地黄汤；仍不止，亦用犀角地黄汤，或玉女煎；吹以杀疳止血药。

（八）喉蛾、喉痈

喉蛾又名乳蛾，是以咽痛或咽部不适感，喉核红肿，表面有黄白脓点为主要特征的咽部疾病。喉痈是咽及其邻近部位的痈肿，以咽喉红肿疼痛、吞咽困难为主要特征。

1. 临床表现

喉蛾：发病急，初起发热恶寒，咽喉部逐渐肿大；随后喉中有痰，伴痰鸣音，咯痰，大便困难等。

喉痈：发病急，发热，咽喉疼痛，吞咽困难。可见会厌红肿，或成脓肿，甚而呼吸不通。

2. 病因病机

高秉钧认为，"咽喉为一身之总要，百节关头，呼吸出入之门户，左为咽属胃，右为喉属肺。或内因，或外感，疡证颇多"（《疡科心得集·上卷·辨喉蛾喉痈论》）。

喉蛾：高秉钧认为，此多因风温邪气犯肺后，化火循经，逆于咽喉而成；也可因肾阴不足，阴津亏乏，不能滋养，且虚火上炎咽喉而成。如《疡科心得集·上卷·辨喉蛾喉痈论》曰："夫风温客热，首先犯肺，化火循经上逆入络，结聚咽喉，肿如蚕蛾，故名喉蛾……或生于一偏为单蛾，或生于两偏为双蛾。""亦有虚火上炎而发者，以其人肾水下亏，肾中元阳不藏，上越逆于喉中而结。"

喉痈：病机基本同喉蛾，有风热犯肺，熏蒸咽喉者；有心肝火盛，上烁肺金者。

3. 治则治法

喉蛾：首辨虚实，再辨外感内伤。如《疡科心得集·上卷·辨喉蛾喉痈论》曰："辨虚实之法，若实火脉数大，清晨反重，夜间反轻，口燥舌干而开裂；虚火脉细数，日间轻而夜重，口不甚渴，舌滑而不裂也。且外感之肿胀，其势暴急；内因之肿胀，其势缓慢。"具体治法，初起宜疏散风热，解毒消肿。如牛蒡散加黄连、荆防败毒散之类，又以冰硼散加薄荷、川连末吹之。如喉肿逐渐加重，水汤不入，影响进食，宜刺破后用皂角烧灰、胆矾、牛黄、冰片各一分，麝香三厘，为末，吹喉；再服清火撤热汤饮，如黄连解毒汤，或鲜地黄、羚羊、知母、石斛、玄参、牡丹皮、芦根、连翘之属；若不大便者，可服凉膈散通腑泄便。对肾阴虚火上炎者，须用引火归原之法，予桂附八味丸。

喉痈：治则治法与喉蛾相似，但若因心肝之火，上烁肺金，热毒攻喉，而发为痈肿者，宜用龙胆汤，或黄连泻心汤之类。

4. 病案举例

案例 1： 吴，风温郁闭，咽痛头胀，辛凉清散。牛蒡、桔梗、射干、连翘、玄参、杏仁、芦根。

按语： 风温上犯，手太阴肺受之，郁闭于肺；咽为肺之门户，郁热上灼则咽痛，郁火上炎则头胀；治以辛凉，清肺散火；以连翘辛凉透表，清热解毒；牛蒡子助其疏散风热，利咽；射干助连翘清热解毒，又能清利咽喉；芦根清热生津；桔梗载药上行于肺，且能利咽；杏仁降气止咳，玄参清上炎之火。

案例2：孙，阴不上乘，阳失下降，喉蛾肿痛逾月，适值大节，病势加增，脉左弦右大，渴饮火升，病难霍然。用清营制火，冀其渐松。犀角、桔梗、山栀、川贝、杏仁、花粉、芦根、川连盐水炒。

按语：肾阴不能上升滋养咽喉，心阳之火不能下降，心肾失于交通，喉部乳蛾肿痛月余，病势加重。左脉主阴，弦为阴不足；右脉主气，大为气盛；火盛伤津，饮水数升不解。治以清热降火，以犀角清热凉血解毒，黄连、栀子清泻上炎之火热，热火上炎；又阴液本不足，以川贝母润肺止咳，杏仁、桔梗一升一降，理上焦之气，芦根、天花粉凉血生津止渴。

二诊昨得便泄一次，左脉弦象稍和，再从清补育阴培其本。生地黄、霍斛、洋参、阿胶、五味、川贝、杏仁。燕窝汤代水。

按语：初诊服药后，火热得泻，脉象稍缓，标实已减；再以滋养肺胃气阴为主，以生地黄、石斛滋阴，西洋参补气，阿胶补血，五味子敛阴，气阴双补；燕窝汤代水滋补，川贝母滋阴润肺，杏仁降气止咳。

案例3：范，暴寒骤加，伏热更炽，邪郁则气血壅遏，痧疹不能外达，咽喉胀痛，痰气交阻，神昏喘促，渐入心胞络中，势有内闭外脱之变，热注下迫，自利黏腻不爽。法当开其闭结，解其膻中之热壅，必得神清，方无变端。连翘、滑石、石菖蒲、射干、金银花、通草。化下牛黄丸一粒。

按语：热伏于里，外寒骤加，腠理闭塞，热更不得外泄；热壅气血，咽喉胀痛，则生痧疹；热灼津液，化为痰热，痰气交阻，痰热扰神，则神昏；热入于肺，气机失畅，则喘促，热势渐盛，则有传入心包之势，可致内闭外脱；热下迫于大肠，则下利，便质黏腻，急当通利大便，解内热以治标实；以安宫牛黄丸清热解毒，镇惊开窍；金银花、连翘清热解毒，以解内热；射干清热解毒利咽，滑石、通草通利小便，使热从小便而解；石菖蒲豁痰开窍，宁心安神。

（九）梅核气

梅核气是以咽部异物感，如梅核梗阻，咯之不出，咽之不下为特征的疾病。

1. 临床表现

咽喉中有异物感，吞之不下，吐之不出；严重者，影响进食与语言。专科检查，往往无异常。通常女性发病多于男性，与情绪变化密切相关。如《疡科心得集·上卷·辨梅核气喉暗论》曰："梅核气者，乃痰气结于喉中如块，咽之不下，吐之不出。"《金匮要略·妇人杂病脉证并治》曰："妇人咽中有如炙脔，半夏厚朴汤主之。"炙脔者，干肉也。

2. 病因病机

本病多因积寒、情志所伤，气血不和，影响咽喉部气血运行而发病。如《疡科心得集·上卷·辨梅核气喉暗论》曰："此病不因肠胃，故不碍饮食二便；不因表邪，故无骨疼、寒热。乃为积寒所伤，不与血和，血中之气溢而浮于咽中，得水湿之气凝结难移……专治妇人七情之气，郁滞不散，结成痰涎；或如梅核在咽，咯咽不下；或中脘痞满，气不舒畅；或痰饮中滞，呕逆恶心。"

3. 治则治法

消散郁结，理气化痰，药用半夏厚朴汤。如《疡科心得集·上卷·辨梅核气喉暗论》载有治梅核气方："乃二陈汤去陈皮、甘草，加厚朴、紫苏、生姜也……盖半夏消痰降逆，厚朴散结，生姜、茯苓宣至高之滞而下其湿；苏叶味辛气香、色紫性温，能入阴和血，则气与血和，不复上浮也。"

四、前后阴部疾病 🦩

（一）肛门痈

肛门痈是肛管直肠周围间隙发生急、慢性感染而形成的脓肿。古代常因发病部位不同而有不同的称谓，如脏毒、悬痈、跨马痈等。其特点是多发病急骤，疼痛剧烈，伴寒战高热，破溃后大多形成肛漏。本病多发于青壮年，男性多于女性。

1. 临床表现

本病主要表现为肛门周围皮肤发红、疼痛、肿胀、结块，伴大小便困难及不同程度的全身症状，如恶寒发热。由于肿胀的部位和深浅不同，症状也有差异。如《疡科心得集·中卷·辨肠风脏毒论》曰："脏毒者，蕴积毒久而始见，所以色浊而黯。"又如，《疡科心得集·中卷·辨肛门痈脏头毒偷粪鼠论》曰："其始发也，恶寒身热，绕肛而通，焮红漫肿，大便坚结不通，小便亦艰。"

对于骑马痈，《疡科心得集·中卷·辨臀痈骑马痈论》论述道："骑马痈亦名骗马坠，生于肾囊之旁，大腿根里侧，股缝夹空中。"

2. 病因病机

高秉钧认为，肛门为足太阳膀胱经所经之处，而膀胱是湿热聚集之腑；若过食醇酒厚味，则损伤脾胃，酿生湿热，湿热下注大肠，阻滞经络，气血壅滞肛门而成肛痈；亦有感受火热邪毒，随血下行，蕴结于肛门，经络阻隔，瘀血凝滞，热盛肉腐而成脓。再者，有素体阴虚，肺脾肾亏损，湿热瘀毒乘虚下注魄门而成肛痈者。绕肛成脓的，名脏头毒；或左或右成脓的，名偷粪鼠。两边出脓者，为肛门痈。此病虽有三名，但总归因湿热下注而结，故用药治法俱同。

3. 治则治法

初起，治宜清泄肺胃，如鲜地黄、杏仁、槐米、地榆、黄芩、黄连、枳壳、芦根、甘蔗汁等类药物可用。若再大便不通，即用凉膈散通腑泄热；如大便得通，则湿毒随大便而外泄，有的亦能消散。若大便虽通，肿痛仍不减轻，绕肛成脓的，名肛头毒；或左或右成脓的，名偷粪鼠；这两边出脓的，即名肛门痈。宜用归尾、萆薢、槐米、薏苡仁、牡丹皮、山栀等，以清理下焦湿热。此证溃脓后，自然热退身凉，肿消痛定。凡是肝肾充足，气血和顺的，即可于十天之内收口。如延久不敛，则每多成漏，总以升药条提之。

《疡科心得集·中卷·辨肠风脏毒论》提出脏毒的治疗要领，如"治法大要，先当解散脾胃风邪，热则败毒散，冷则不换金正气散加川芎、当归，后随其冷热治之。其或内伤阳气不足，下焦之阴，无元阳以维之而下血者，宜补中益气汤、六君子及参苓白术散加芎、归、枳壳、地榆、槐花等。盖血气出于谷气，故必赖补中升阳，以胃药收功；胃气一回，血自循经络矣"。

4. 病案举例

案例 1：姚，肺与大肠，同属一脏一腑，一阴一阳，相为表里者也。相为表里，彼此可以供输。此病先见咳嗽吐血，肺家郁火刑金；肛门起疡，脓水极多，脉形数大，咳则上下见血，不为供输之表里，而为仇害之表里；上行极而下，下行极而上，损症重候，一身兼之。欲保守残躯，须山林精养，庶几带疾延年。否则一交春令，阳气鼓动，多将嗝嗝，不可救药。二地、二冬、洋参、炙草、川贝、金斛。

按语：肺与大肠相表里，患者先见咳嗽吐血，又见肛门起疡，实为表里同经热病。肺热宣发肃降失职，则生咳嗽；热迫血络，则吐血；热灼肠络，则肛门起疡；热迫血行，则脉形数大。因虚损较重，故当扶正为主。

以生地黄、熟地黄、麦冬、天冬、石斛养阴，兼有清热；西洋参甘凉补气，川贝母润肺化痰，甘草和中。

二诊咳血虽止，脉仍弦大，不可恃也。前方送八仙长寿丸。另丸方：大熟地黄、石斛、茯苓、旱莲、女贞子、怀药、莲肉、牡丹皮、黄柏、知母、萸肉、泽泻、莲粉。为丸晚服。另丸方：血竭、儿茶、刺猬皮、象皮、蜂房、槐米、炀蜜。熔化如桐子大，清晨服三钱，金银花汤送。

按语：服初诊方后，咳嗽消失；继服，同时送服八仙长寿丸。丸中知柏地黄丸滋阴降火，石斛、旱莲草、女贞子滋养肾阴，莲肉、莲粉健脾。

案例2：又，湿热未清，苔白哕恶，至晚寒热，拟和解泻心法。制半夏、广陈皮、赤茯苓、炒淡苓、小青皮、江枳壳、小川连姜汁炒、焦白术、制川朴、川通草、细柴胡鳖血炒、竹叶。

按语：患者肛痈未愈，湿热之邪未尽，且晚间寒热时作，哕恶。此为邪伏少阳半表半里，伏潜不得出所致。苔白则示湿重于热。治以和解少阳，健脾利湿。以鳖血炒之柴胡入少阳，搜邪外出；半夏、陈皮和胃，赤茯苓、白茯苓淡渗利水胜湿，通草导湿邪从小便而出，黄连清热燥湿，竹叶清热利尿，青皮、枳壳、厚朴行气。

案例3：疡溃月余，气血大伤，身热自汗，急宜填补。粉归身、炒白术、云茯苓、制黄芪、肥玉竹、广陈皮、人参条、粉丹皮、薏苡仁。

按：疡疮溃破后，气血大伤，阴血不足。虚热内生则身热，气虚不能固摄则自汗出。故治以补益气血。黄芪益气固表，人参大补元气，当归补血养阴血；茯苓、白术、薏苡仁健脾益气，培补后天之本；陈皮理气，防补过于壅遏；玉竹养阴润燥生津，牡丹皮清血中虚热。

（二）脱肛

肛门直肠脱出不收，长者可达数寸，名为脱肛。若肛翻不及一寸，易于回缩则称翻肛。

1. 临床表现

初起时，仅于大便时肛门脱垂，便后自能回缩；病延日久，病情加重，脱出渐长，往往长达数寸；脱后多不能自动回缩，必以手脱使之复位。甚至于劳累、咳嗽、用力、行走时，亦能脱出肛外。脱出时，一般可感坠胀不适，甚或心慌，汗出。若脱出久不能回复，便发生肿胀疼痛；脱出部渐失红润光泽，而变为紫赤不泽；甚至可发生溃烂坏死，肿痛加剧。

2. 病因病机

多由久泄久痢，脾肾气陷；中气虚寒，不能收涩；酒湿伤脾，色欲伤肾；肾气本虚，关门不固；湿热下注肛门。肛门为大肠之使，大肠受寒受热，皆能脱肛。老人气血已衰，小儿气血未旺，皆易脱肛。

3. 治则治法

治疗上，一般以补气、升提、固涩为主。若兼血虚宜兼补气血，若兼有湿热宜兼清湿热。脾虚中气不足而下陷的，宜服补中益气汤。肾虚不摄者，以赤石脂禹余粮丸加熟地黄、五味子、菟丝子等，固摄下焦阴气为主；如肝弱气陷，脾胃气虚下陷，用摄阴益气，兼以酸苦泄热为主；如老年阳气下陷，肾虚不摄而脱者，又有鹿茸、阳起石、补骨脂、人参等提阳固气之法。

（三）痔疮

痔者，峙也，为突出之意。人于九窍中凡有小肉突出者，皆曰痔，如鼻痔、眼痔、牙痔等。生于肛门边的小肉突，即为肛门痔，又称痔疮、痔核。以便血、脱出、肿痛为临床特点。

1. 临床表现

痔疮在初起未发作时，仅有肉块凸起。在发作时，无论内痔、外痔均有疼痛，肿胀。外痔在发作时疼痛严重，影响行动与排便；内痔初起，刺痒坠胀，大便经常出血，随后内痔体积增大。则每次大便后必脱于肛外，非用手托不能还纳；甚至咳嗽用力、行走时亦能脱出。因此痔疮的证候不外乎痒、痛、出血、脱垂诸证。

高秉钧在《疡科心得集·中卷·辨脱肛痔漏论》中指出："痔疮者，肛门内外四旁忽生红瘰，先痒后疼，后成为痔。"肛漏，是指直肠或肛管与肛门周围皮肤相通所形成的异常通道。以局部反复流脓、疼痛、瘙痒为临床特点，发病率在肛门直肠疾病中仅次于痔。高秉钧也认为，痔疮日久不愈可以发展为漏。其曰："若破而不愈，则成漏矣……至成漏后，有串臀者，有串阴者，有串肠者，有秽从疮门而出者，形虽不同，治颇相似。"

2. 病因病机

对于痔疮的病因，高秉钧提出："或因其人素有湿热，过食炙煿厚味；或因醉饱入房，筋脉横解，精气脱泄，热毒乘虚流注；或因淫极强固其精，以致木乘火势，而反侮金；或因担轻负重，竭力远行，气血纵横，经络交错；或因阴虚火旺；又妇人临产，用力过甚，血逆肛门，亦能致此。"指出痔疮的发生，多与饮食失节，劳力过度，酒色过度，或长期排便不畅有关。若痔破而不愈，则成漏证；凡阴精亏损者难治，多成漏证。若肺与大肠二经风热、湿热者，热退自愈；若不守禁忌者，亦成漏证。论述了难治之痔与犯禁忌之痔，均可能进展为肛漏。

3. 治则治法

对于痔疮的治疗，《疡科心得集·中卷·辨脱肛痔漏论》曰："其初起时，肠头肿而成块者，湿热也；作痛者，风热也；大便燥结者，火也；溃而成脓者，热胜血也，当各推其所因而治之。"对于兼证，提出"凡遇焮痛便秘，小便不利者，宜清热凉血、润燥疏风；若气血虚而为寒凉伤损者，宜调养脾胃，滋补阴精；若大便秘涩，或作痛者，润燥除湿；肛门坠痛者，泻火导湿；下坠肿痛而痒者，祛风胜湿；小便涩滞肿痛者，清肝导湿；其成漏者，养元气、补阴精为主。"凡痔漏下血，服凉药不应者，必因中气虚不能摄血；当治以补中升阳，切忌寒凉之剂。

此外，若痔疮兼患疝，疝兼患下疳者，是肝肾不足的变证，治疗用黑地黄丸、益气汤滋补肝肾。

4. 病案举例

案例1：吴，《黄帝内经》云：筋脉横解，肠澼为痔。显系痔之因。其因有二：因负重劳乏，湿火下结而成者为外因；由醉饱入房，忍气固精气，败浊内传者为内因。他若络虚酒食，厚味之毒，俱可窜入肠间而成此疡。是症初起，便坚火结，痛势极重，先与润燥泄火。鲜地黄、黄芩、知母、地榆、槐花、杏仁、瓜蒌霜。另脏连丸。

按语：本段引用《黄帝内经》原文，阐述了痔的形成主要有两方面的原因，一者因平素体力活动较为繁重，劳乏耗气，湿邪、火邪结于肠腑，此为外因；一者醉酒、饱食后房劳，损伤脾肾后浊气内传入肠腑，此为内因。如经络空虚，饮食之浊毒，均可窜入形成肠疡。本症初起之时，火结于肠腑，耗伤津液，则大便干燥；火热灼经络，则生疼痛，且痛势极重。治以润燥泄火。以脏连丸清肠中之热，黄芩清肠腑之热；地榆、槐花助生地凉血，清肠腑之血热；鲜生地黄清热凉血，养阴生津，急救亡失之津液；知母清热润燥；肺与大肠相表里，以杏仁降肺气，润肠通便；瓜蒌霜通便。

二诊前方后，大便未和，痛势未衰，重其制以清火。前方加玄明粉、枳壳，去黄芩。

按语：初诊后大便未和，痛势未衰，热势未退；故加重祛标实之力，加玄明粉攻下，软坚通便；枳壳下气，助秽浊下行。

案例2：气陷痔肿，便溏便血，脉象弦数，拟以苦燥兼阴。小川连三分，川黄柏五分，防风根一钱，焦白术一钱，玉桔梗一钱，秦艽一钱，白头翁一钱半，台白芍一钱半，荷叶蒂三枚。

按语：脾气不升，中气下陷；脾虚运化不及，水湿停留，大便溏泄；

湿邪久滞易生蕴热；热迫血行，血离脉道，则便血作；脉象弦数，肝木乘土之象。治以苦燥化湿。以黄连、黄柏、秦艽、白头翁，清利胃肠湿热；风能胜湿，以防风之风药胜湿，湿去则泻止；荷叶芳香，利湿醒脾，增强中焦运化功能；白术燥湿健脾，桔梗理脾肺之气；白芍益阴，防苦寒伤阴之虞。

案例 3：陈，痔疮宿疾又发，因虚湿热，又增面黄体倦，脉见软数，非补不能养阴，非清不能化热。知柏地黄丸、龟甲。

按语：患者本有痔疮，脾虚则清阳不升，湿盛于内，蕴而生热，故湿热内留。面黄为脾虚之征；脾气亏虚，生化乏源，则体倦乏力，脉软数。治以滋阴清热。以知柏地黄丸滋阴降火，加龟甲以坚阴。

五、皮肤科疾病

皮肤病的病种很多，因古代病名与现代病名差别较大，故选取中医外科具有代表性皮肤疾病，予以概要的论述。

（一）湿毒疮

湿毒疮，又叫下注疮，系指疮疡发于下肢而黄水淋漓的病证。其特点是皮损对称分布，多形损害，剧烈瘙痒，有渗出倾向，反复发作，易成慢性等。

1.临床表现

疮生于小腿胫骨与足部之间，形状似牛眼，颜色紫暗或发黑，局部红肿发热，溃破后脓水淋漓。如《疡科心得集·下卷·辨湿毒疮肾脏内疮论》曰："湿毒疮，生于足胫之间，状如牛眼，或紫或黑，脓水淋漓，止处即溃烂，久而不敛。"

2. 病因病机

其内伤者，多因脾虚不能泌别清浊，浊阴随经下注，郁而生热，湿热留滞，损伤气血而成；其外感者，多因疾风骤雨，六淫邪气侵犯肌肤所致。如《疡科心得集·下卷·辨湿毒疮肾脏内疮论》曰："此因脾胃亏损，湿热下注，以致肌肉不仁而成；又或因暴风疾雨，寒湿暑热侵入肌肤所致。在外属足太阳、少阳经，在内属足厥阴、太阴经。"

3. 治则治法

初起宜急服荆防通圣散，加木瓜、牛膝、防己、苍术治之；若延久不愈者，宜服补中益气汤合二妙散，外搽制柏散或金黄散。

（二）天疱疮

因其起大水疱，皮薄而泽，发病与天行时气有关，故名天疱疮。小儿易患。

1. 临床表现

疮形如水疱，皮薄而光亮，周边界限分明，根赤，其顶或白或赤；初生一疱，渐及全身，随处可生；水疱小者如豌豆，大者如梅子；疱内液体透明或浑浊，皮破则毒水淋漓而无臭味；疮面湿烂，焮赤疼痛；病轻者常无发热或有微热，病重者则有发热；若遍身泛发，皮破津水淋漓不止，久则陷于虚弱。如《疡科心得集·下卷·辨天疱疮翻花疮论》曰："天泡疮者，形如水泡，皮薄而泽，或生头面，或生遍身。"

2. 病因病机

天疱疮乃风热客于皮肤间，不得外泄，热及血分，结而成疱所致。如《疡科心得集·下卷·辨天疱疮翻花疮论》曰："由天行少阳相火为病，故名天疱。为风热客于皮肤间，外不得泄，沸热血液，结而成泡。"

3. 治则治法

治宜清热凉血。如有表邪而发热脉数者，宜荆防败毒散；如火盛者，加黄芩、黄连、连翘、金银花、玄参等清热解毒之品；若焮肿疼痛，脉数便结者，此属表里俱实，宜防风通圣散表里双解；如外多毒水，以金黄散敷之，或以石珍散掺之外用。

（三）黄水疮

黄水疮是一种发于皮肤，有传染性的化脓性皮肤病。好发于头面耳项部。其特点是：皮损主要表现为浅在性脓疱和脓痂，有接触传染和自体接种的特性，在幼儿园或家庭中易传播流行。

1. 临床表现

本病全身各处，均可发生，但以头面耳项较为多见。初起先发淡红色斑点，或起形如粟米样水疱；一二日后，水疱变脓疱，抓破则流黄水，多生痛痒；黄水到处又可发生，蔓延不止，故往往可延及全身各处。

2. 病因病机

外因日晒风吹，热毒郁于皮毛，突感湿热之邪；或过食湿热之品，致风动火生而发。

3. 治则治法

内服祛风凉血清热之药，外以热水清洁患处，再用蛤粉散涂擦；或用雄猪胆浸黄柏，焙干为末，外用。

（四）疥疮

疥疮是由疥虫寄生在人体皮肤，所引起的一种接触传染性皮肤病。

1. 临床表现

本病传染性极强，冬春季多见，易在集体生活的人群中和家庭内流行。其特点是夜间剧痒，在皮损处有灰白色、浅黑色或普通皮色的隧道，可找到疥虫。即所谓"皆有小虫，染人最易"。高秉钧把疥疮分为五种："干疥、湿疥、虫疥、砂疥、脓疥。"干疥，"瘙痒皮枯，而起白屑"；湿疥，"瞖肿作痛，破泄黄水，甚流黑汁"；虫疥，"瘙痒彻骨，挠不知痛"；砂疥，"形如细砂，焮赤痒痛，抓之有水"；脓疥，"形如豆粒，便利作痒，脓清淡白……顶含稠脓，痒痛相兼为异"。

2. 病因病机

疥疮是由人型疥虫通过密切接触而传染。高秉钧认为，疥疮有五种，分属于五脏。肺金燥盛，则生干疥；脾经湿盛，则生湿疥；肝经风盛，则生虫疥；心血凝滞，则生砂疥；肾经湿盛或脾经湿盛，则生脓疮疥。

3. 治则治法

本病以外治杀虫止痒为主要治法。内服药，以疥灵丹或消风散为主。若抓破染毒，则须内外合治。外搽绣球丸或一扫光。切忌图一时之快，用热汤浸洗。发病期间，忌食一切发物海鲜。

（五）杨梅疮

因疮的外形似杨梅，故名杨梅疮。因其缠绵不已，又名棉花疮。

1. 临床表现

总由湿热邪火所化。若疮毒传染气化者轻，此肺脾二经受毒。多先见于上部，皮肤作痒，筋骨不疼，形小而干，坚实凸起，有似棉子，此证较轻。若淫女媾精，精化欲染者重，乃肝肾受毒。先从下部见之，或先发下疳，或先患鱼口，渐至遍身，大而且硬，湿而后烂，筋骨多疼，小便涩淋，此证较重。

2. 病因病机

本病虽名称各异，然发病原因总不出"气化传染"与"精化传染"两类。所谓气化传染，是指由于接触病人，熏染其毒气所致，如登厕，或接吻，或同寝、共食等，感受毒气。若脾肺受毒，其病为轻。精化传染，是指因与患者进行交媾而得。精泄时，毒气乘肝肾之虚而入于里，系肝肾受毒，其病为重。

3. 治则治法

气化传染者，毒多在皮肤，未经入络，治宜发散解毒，可服防风通圣散，或单用麻黄均可。精化欲染者，其毒气深入骷髅，外达皮毛，非汗下兼行不可，宜用鸡子大黄丸或九龙丹等泻之，使毒浊从来路而出；切不可用轻粉、升药等遏抑。若其人疮发已久，气血已虚，毒犹未退，此不可泻，宜解毒托散之法。

常见的杨梅疮，有下疳、杨梅疮毒。

下疳又名妒精疮，牛干阴茎上。临床表现，初起或先小便淋涩溺痛，后流黄浊败精，阴茎痒痛，坚硬紫胀，渐渐破损腐烂，并有脓水淋漓不尽，有腥臭臊味；或阴茎皮肤光亮如水晶，溃破后流出液体，阴茎肿胀疼痛逐渐加重，时而麻木瘙痒。下疳乃肝经湿热下注而成，高秉钧在《疡科心得集·下卷·辨下疳论》中，论述其来源有三：有因欲念萌动未遂，未经发泄，邪火遏郁，以致败精浊血，留滞经隧，结而为肿；有因交合不洁，以致淫毒传袭而发者；有由房术热药，涂抹玉茎，洗擦阴器，精久不泄，邪火煽动，郁滞而生者。上述皆为蕴毒所致。治以疏利肝肾火邪，除湿解毒为主；内服清肝导滞汤、龙胆泻肝汤、黄连解毒汤、萆薢汤、芦荟丸等均可。溃后外撒珍珠散、五宝丹。对于无外因而生病者，则清利湿热，滋养肾阴，即可病愈；对感受淫邪，以致毒邪从少阴肾直入精宫者，则不易病愈。治疗期间，注意清淡饮食，戒房事。

梅毒在体内积久而结成肿，逐渐溃烂腐脱，故名杨梅结毒。临床表现，初起筋骨疼痛，渐渐肿起，发无定处，随处可生。发在关节，则损伤筋骨，纵愈，亦屈伸不便；发于口鼻，崩梁缺唇，虽痊，形必破损；发于咽喉，更变声音；发于手足，则妨碍行动；入于颠顶，则头痛欲破，两眼胀痛。其疮起处，色紫而黑，穿溃后黄脓泛滥，污水淋漓，臭腐不堪，疮口内凹进凸出，如湖石之状。因生梅毒之始，服药未能彻底清除，毒藏骨髓关窍之中，走窜经络外攻而成。治以泻下毒邪，遏制外发，口服仙遗粮汤，金蝉脱甲酒；形体虚弱者，芎归二术汤。如病程较长，予五宝丹；疮口久不收敛者，十全大补汤加土茯苓，也可用十味淡斋方。

4. 医案举例

案例：沈，下疳初起，茎头肿亮如晶，此承肝家湿火，触染秽浊而生，其势必腐，理当解毒清火。龙胆泻肝汤加川柏、萆薢。

二诊：肿处渐形腐烂，大便尚结，重其制以清之。前方加川连、滑石。另当归龙荟丸。

三诊：便溏屡下，火稍衰，衰而未退，切弗轻忽。黄连解毒汤、滑石、龙胆、制大黄。

按语：高秉钧认为，下疳总由肝经湿热下注而成；阴茎为肝经所过，肝经湿热下注于此，故初起阴茎头肿亮；治以龙胆泻肝汤清泻肝经湿热，并酌加黄柏清下焦肝经湿热，萆薢分清利浊，使湿邪从小便而解。二诊时，阴茎红肿更甚，并逐渐腐烂，且大便干结。此时热渐盛，上方加黄连清热解毒；加滑石利小便，导下焦湿热从小便而出；热盛伤津，大便干结，予当归龙荟丸泻火通便。三诊时，患者便溏，大便次数多，热渐衰减，但未退去。仍以黄连解毒汤清泻三焦热毒，以龙胆、滑石清肝经湿热，大黄通腑泻瘀热。

（六）鱼口、便毒

生于小腹下两腿合缝之间，生于左侧为鱼口，生于右侧为便毒。

1. 临床表现

腹股沟肿痛，或腹中结块，小腹痞闷，连及两胁，小便涩滞，憎寒壮热。

2. 病因病机

本病得之行走劳役，湿热下注者较少；由交感不洁，遭淫毒而患者为最多。每先起下疳，下疳未已，便毒继之，此湿热秽毒为患，亦由强力房劳，忍精不泄，或欲念不遂，败精搏血，留聚精隧，壅遏而成。

3. 治则治法

治宜开郁散气、清利湿热。对毒邪之证，先宜发汗，再利小便。发汗利小便不应者，以破毒活血调气之剂攻之。待毒气宣通，以补剂托之。

六、瘿瘤

中医认为，颈前颔下结喉之处，有肿物和瘤，可随吞咽移动；皮色不变，也不疼痛；缠绵难消，且不溃破，为瘿瘤。

1. 临床表现

瘿瘤主要生于颈前颔下结喉处，有肿物和瘤，可随吞咽移动。高秉钧认为，其颜色红而高突者，或蒂小而下垂，属阳，为瘿；其颜色白而漫肿，不痒不痛者，属阴，为瘤。

2. 病因病机

瘿瘤者，非阴阳正气所结肿，乃五脏瘀血、浊气、痰滞而成。高秉钧引用《黄帝内经》之论，言肝主筋而藏血，心裹血而主脉，脾统血而主肉，肺司腠理而主气，肾统骨而主水；根据《黄帝内经》五脏主五体理论，将瘤分为筋瘤、血瘤、肉瘤、气瘤、骨瘤并论述其病因病机。如《疡科心得集·上卷·辨瘰疬瘿瘤论》曰："若怒动肝火，血涸而筋挛者，自筋肿起，按之如筋，久而或有赤缕，名曰筋瘤。若劳役火动，阴血沸腾，外邪所搏而为肿者，自肌肉肿起，久而有赤缕，或皮俱赤者，名曰血瘤。若郁结伤脾，肌肉削薄，外邪所搏而为肿者，自肌肉肿起，按之石软，名曰肉瘤。若劳伤肺气，腠理不密，外邪所搏而壅肿者，自皮肤肿起，按之浮软，名曰气瘤。若劳伤肾水，不能荣骨而为肿者，自骨肿起，按之坚硬，名曰骨瘤。"

3. 治则治法

瘿瘤的治疗，当各求其所伤而治其本。大凡属肝胆二经结核者，宜八珍汤加山栀、龙胆，以养气血、清肝火；六味丸以养肺金、生肾水。若属肝火血燥，须生血凉血，用四物汤、二地、牡丹皮、酒炒黑龙胆、山栀。若中气虚者，补中益气汤兼服之。倘治失其法，脾胃亏损，营气虚弱，不能濡于患处；或寒气凝于疮口，营气不能滋养于患处，以致久不生肌而成漏者，悉宜调补脾气，则气血壮而肌肉自生。若不慎饮食起居，及七情六淫，或用寒凉蚀药，蛛丝缠、芫花线等法以治其外，则误矣。又瘿瘤诸证，只宜服药消磨，切不可轻用刀针掘破，血出不止，多致危殆。

七、四肢疮疡

（一）臁疮

臁疮是指发生于小腿臁骨部位的慢性皮肤溃疡。主要发生于双小腿内、外侧的下 1/3 处；特点是经久难以收口，或虽收口，每易因损伤而复发，与季节无关。

1. 临床表现

臁疮，生于两臁，初起发肿，久而腐溃；或浸淫搔痒，破而脓水淋漓。

2. 病因病机

《疡科心得集·下卷·辨臁疮血风疮论》指出，臁疮乃风热湿毒相聚而成；或因饮食起居，亏损肝肾，阴火下流，外邪相搏而成。色红者多热，肿者多湿，痒者多风，痛者属实。早宽而暮肿者，属气虚下陷。初起者，风热湿毒为主多；日久者，下陷湿热为胜。

3. 治则治法

高秉钧治疗臁疮，初起用独活、防己、黄柏、苍术、萆薢、牛膝、归尾、薏苡仁、牡丹皮、赤芍、金银花、黑栀、猪苓、泽泻等，以及二妙丸、四妙丸等。若证属脾虚湿热下注，则用补中益气汤，或八珍汤加萆薢、金银花等。外用夹纸膏贴敷。

（二）脱疽

脱疽是指发生于四肢末端，严重时趾（指）节坏疽脱落的疾病。其临床特点是，好发于四肢末端，以下肢多见；初起患肢末端发凉、怕冷、苍白、麻木，可伴间歇性跛行，继则疼痛剧烈；日久患趾（指）坏死变黑，甚至趾（指）节脱落。

1. 临床表现

脱疽者，足指生疔，重者溃而紫黑，不疼不痒，久则脱去其节，故名之。亦有患于手指者，名曰蛀节疔；重者腐去本节，轻者筋挛，常伴口渴。初起如粟，黄疱一点，皮色紫暗，如煮熟红枣，黑气漫延，腐烂渐开，五指相染；甚至脚面疼，如汤泼火燃，秽臭难闻，遂成五败之证（血死心败，皮死肺败，筋死肝败，肉死脾败，骨死肾败），而不可救。

根据肢体坏死的范围，可将坏疽分为三级：一级坏疽局限于足趾或手指部位；二级坏疽局限于足跖部位；三级坏疽发展至足背、足跟、踝关节及其上方。

2. 病因病机

脱疽者，由膏粱厚味，醇酒炙煿，积毒所致；或因房术涩精，丹石补药，销烁肾水，房劳过度，气竭精枯而成。其发病，有先渴而后患者，有先患而后渴者，皆肾水亏涸，不能制火也。此证情势虽小，其恶甚大。

3. 治则治法

凡遇此证，乘其未及延散，须用隔蒜灸之，不痛者宜明灸之，庶得少杀其毒。若用药攻，则患在偏僻之处，气血罕到，药难导达；况攻毒之剂，必先伤脾胃，反损元气，不若灸法为良。孙思邈认为，此病在肉则割，在指则截。毒之重者，古人原有割截之法，然每为病家之所忌，未可轻言、妄施。

至于用药之法，若色赤肿痛，元气虚而湿热壅甚者，即用活命饮、托里散之属，以解其毒；仍速用补剂，如十全大补汤、加减八味丸，则毒气不致上侵，元气不致亏损，庶可保生。如作渴者，宜滋阴降火；若色黑，不疼痛，不溃脓者，则不可救。

4. 病案举例

案例1： 营亏血燥，指足麻木腐烂，脱疽重症，姑拟养营和血。大生地、云茯苓、川萆薢、粉归身、怀牛膝、泽兰叶、焦茅术、粉丹皮、嫩桑枝。

按语： 营血亏虚，血燥失养，气血凝滞，阻塞脉络，则足麻腐烂。本病以寒湿外伤为标，故治当养营和血，健脾利湿。生地、当归补养阴血；牡丹皮清血中燥热，又可活血；桑枝通络，助气血达于支络；苍术燥湿运脾，茯苓淡渗健脾利湿，萆薢利湿祛浊，泽兰活血利水；怀牛膝补益肝肾，强壮筋骨。

案例2： 王，高年阴气大伤，湿热下注，右脚小指色黑腐烂，痛彻骨髓，不能任地，欲成脱骨疽重证，用养阴法，冀其转机。知柏八味汤、萆薢、薏苡仁。

按语： 患者年高体弱，阴气大伤；肾气虚则主水功能不足，水湿聚于下焦，郁而生热，致下焦温热弥漫，注于下肢；热灼下肢气血，则趾色变黑腐烂；肾精亏虚，主骨功能不足，则疼痛，不能下地活动，成脱疽重证。治以养阴补肾，清热利湿。以八味地黄汤温补肾阴肾阳，知母、黄柏清下焦热，萆薢、薏苡仁利湿。

二诊接服前方八剂，足可着地，黑腐顿消，最为幸事，仍照前法缓以图之。八味丸合八珍汤。

按语：初诊后，患者可下地活动，下肢颜色正常，腐烂消失，肾精渐充。仍依前法，再予补益。以八味地黄丸补肾阴肾阳，以八珍汤补益气血。

案例3：张，脱疽一症，古人谓五败之所。五败云何？内由五脏，外则筋骨血肉皮是也。偏中十年之体，亏损可知。所赖者饮食如常，药饵纳补。兹乃痛楚日增，势必伤胃纳减，为可虑耳。八珍汤。

按语：古人认为，脱疽多由五败所致，即五脏精气败坏，外不能荣养五体所致。患者偏身中风已十年，其营卫气血亏虚较重。其饮食如常，故以药补。因气血逐渐亏虚，不能荣养筋骨血肉皮，故疼痛逐渐加重。治以八珍汤补益气血。

二诊诸疮痛痒，皆属心火，心为主血之脏；营阴素耗者，不能灌溉络脉，痛之所由来也。左脉似嫌太旺，痛来夜卧不安，须用归脾加减。幸勿性燥，性燥则阴火生。黑归脾汤加黄柏、川连、炒酸枣仁。

按语：《素问·至真要大论》曰："诸痛痒疮，皆属于心。"多数疼痛、瘙痒、疮疡疾病，从脏腑病机来讲，多属于心病。因心主血脉，心阴不足，营血亏虚，血脉不得荣养，不能灌溉经络血脉，则生疼痛；左脉主血，夜间疼痛，属阴属血。以归脾汤补益心脾，炒黑以入血分；以黄连、黄柏清阴虚所生之热，并苦寒坚阴；因夜间卧睡不安，故以炒酸枣仁养心安神。

三诊疽疡黑腐，五指皆脱，足跗新肉亦见，渐有敛意。当此气血重伤之后，自须营卫兼顾，俾得阴阳交泰；但草木之功，仅能以偏补偏；欲求恒久安和，须赖悉心静养。所谓静能息火，静则阴生也，慎之。大补阴汤、黄芪、党参。

按语：补益气血后，筋骨脉肌皮得气血滋养，颜色逐渐正常，腐烂消失，新肉长出，创口有收敛的迹象。此大病后，须营卫气血兼顾，阴阳相交；欲求病情稳固，须安心静养，同时补益。大补阴汤滋阴与降火并用，黄柏泻相火而坚阴，知母清热润燥，熟地黄、龟甲养阴补血，黄芪、党参益气健脾。

八、常用内服方剂

1. 羚羊角散

组成：羚羊角、夏枯草、牡丹皮、钩藤、连翘、桑叶、山栀、玄参、象贝母。

主治：治风热夹肝阳上逆，耳痈项肿，痰毒托腮等病证。

方解：羚羊角直入肝经，清肝散风；钩藤、桑叶助其息风止痉；桑叶辛凉，又可解表；连翘为疮家圣药，合桑叶疏散在表之风热；夏枯草既清肝热，又消散在外之痈肿；象贝软坚散结；肝风多热入血分，以牡丹皮、栀子清血中伏热，玄参滋阴清热，避免热灼肝阴。

2. 疏肝流气饮

组成：柴胡、薄荷、郁金、当归、牡丹皮、黄芩、白芍、山栀、夏枯草。

主治：治肝郁不舒，乳痈、乳痰等病证。

方解：柴胡主入肝经，疏肝解郁；薄荷辛凉，助柴胡疏肝行气；肝主藏血，肝郁而生热，入血分生痈，以夏枯草清肝热，散结消肿；郁金行气活血，牡丹皮、栀子清血中伏热；郁金、黄芩主清里热，柴胡、薄荷辛凉偏于走表，栀子清三焦热，实则内外上下兼顾；气血郁滞而生痈，以当归、白芍补养阴血活血。

3. 牛蒡解肌汤

组成：牛蒡子、薄荷、荆芥、连翘、山栀、牡丹皮、石斛、玄参、夏枯草。

主治：治头面风热，或颈项痰毒，风热牙痈等病证。

方解：风热上攻头面，化火成毒。故以牛蒡子、薄荷疏散上焦风热；荆芥祛风解表，可透疹消疮；连翘清热解毒，消散痈肿；夏枯草清热，又助连翘散结；丹皮、栀子泻热；热易伤阴，以石斛、玄参养阴，兼清热。

4. 橘叶汤

组成：橘叶、蒲公英、象贝母、夏枯草、青皮、当归、赤芍、天花粉、香附、黄芩。

主治：治乳痈焮红漫肿，或初起，或渐成脓者。

方解：橘叶、香附、青皮疏理肝气，使肝气畅达；黄芩清热，蒲公英为治乳痈之要药，可清热解毒，消散痈肿；夏枯草助其清热消肿，象贝母消肿散结，当归养阴血；赤芍、天花粉入血分，凉血活血。

5. 化毒除湿汤

组成：归尾、泽兰、薏苡仁、牡丹皮、赤芍、金银花、枳壳、川通草。

主治：治湿热下注证。

方解：脾主运化水液，以薏苡仁健脾利水渗湿，增强脾主运化能力，则水湿自除，通草通利小便，导湿邪从小便而出，泽兰利水，三者合而除湿，湿热下注，影响下焦气血运行，以当归补血活血，牡丹皮、赤芍、金银花凉血，枳壳行气。

6. 萆薢化毒汤

组成：萆薢、归尾、牡丹皮、牛膝、防己、木瓜、薏苡仁、秦艽。

主治：治湿热，气血实者。

方解：实者泻之，以萆薢利湿分清去浊；薏苡仁健脾利水渗湿，木瓜化湿，防己、秦艽清湿热，牛膝导湿热下行；湿热壅滞气血，以当归、牡丹皮凉血活血。

7. 清营解毒汤

组成：鲜生地黄、金银花、牡丹皮、赤芍、山栀、地丁、甘草节、连翘。

主治：治血热肿痛，疡疽之未成脓者，宜服此。

方解：生地黄、牡丹皮、赤芍、栀子等大队寒凉药，直入血分，凉血活血；金银花、连翘，透营血之热外出；地丁清热解毒，消肿散结；甘草甘缓，调和上述诸药。

8. 疏肝导滞汤

组成：川楝子、延胡索、青皮、白芍、当归、香附、牡丹皮、山栀。

主治：治肝经郁滞，欲成乳癖、乳痈、乳岩等病证。

方解：本方主治肝郁化火所致乳癖、乳痈。川楝子苦寒降泄，清肝泄热，且能行气止痛；延胡索助川楝子活血行气止痛；青皮破气，香附理气，均入肝经以行肝气，使肝经气机畅达；牡丹皮、栀子清肝热，肝体阴而用阳，以肝血为本；当归、白芍补养阴血。

9. 羌活胜湿汤

组成：羌活、独活、藁本、蔓荆子、川芎、炙甘草、防风。

主治：治外伤湿气，一身尽痛。如身重腰痛，沉沉然，经有寒者。加汉防己五分、附子五分。

方解：羌活祛上半身风湿，独活祛下半身风湿；二药合用，能散周身风湿，通利关节；防风、藁本，祛风胜湿止痛，辛温升阳，发汗解表，使湿气随汗而解；蔓荆子增强祛风胜湿之力；川芎行气活血，祛风止痛。经有寒者，以附子辛热温通经脉，防己利水。炙甘草调和诸药。

10. 萆薢胜湿汤

组成：萆薢、薏苡仁、黄柏、赤芍、牡丹皮、泽泻、滑石、通草。

主治：治湿热下注，臁疮、漏蹄等病证。

方解：萆薢、滑石、通草、泽泻，均具利水之功。萆薢利湿而分清去浊，导湿邪外出；薏苡仁健脾利湿，泽泻利水又能清热，黄柏清下焦湿热；

湿热下注，阻滞气血运行，赤芍、牡丹皮入血分凉血活血。

九、家用膏丹丸散方

1. 红升丹

组成：水银二两，枪硝二两，白明矾二两。

用法：先将硝矾研碎，放于铁锅内，中开低窝，以水银倾入窝内，将硝矾盖之，用瓷碗盖合，以棉纸捻条捺碗口，再以盐泥封固；后将黄沙压住碗旁，露出碗底，以新棉花着碗底内，用铁砖压上。先用文火一炷香，烘烊硝矾；次用武火一炷香，看碗底内棉花焦黑为度；如不焦，再炼半炷香。取下冷开，刮下之丹，瓷瓶贮之，退火用。

主治：一切疮疡溃后，拔毒去腐，生新长肉，疮口坚硬，肉黯紫黑，用丹少许，鸡翎扫上，立刻红活。外科若无升降二丹，焉能立刻奏效。

2. 白降丹

组成：水银一两，火硝一两，白矾一两，白砒五钱，食盐一两，石青三钱，硼砂三钱，皂矾一两。

用法：用阳城罐一只，放微火上，徐徐挑药入罐，化尽，微火逼令极干。所谓阴升之法，全在此刻。如火大，则汞先飞走；如不干，则必倒塌无用，其难如此。结胎后，以瓦盆一只，盛水半盆，将粗宫碗一只，覆合于水内，碗底上以三寸盆仰放；后再以阳城罐倒合于盆内，用好棉纸截寸许阔，以罐子泥、草鞋灰、光粉三样研细，以盐卤汁和练极熟，于罐口合紧；一层泥，一层纸，糊五六层，候干；再将酱缸盖，量阳城罐之大小，中凿一洞，套于罐之半腰，恰盖着于盆口上；外用新瓦三片，铁丝扎紧，如烟通罐样；入炭，用武火二炷香，其丹即降于盆内，退火冷开，即名曰雪丹。

降药之神，不假刀砭，一伏时便见功效，胜于刀针之险多矣。

上降药法：痈疽初起，坚硬未成脓者，用水调一二厘，涂于疮顶上，不可贴膏药，少顷，即起一泡，挑破出水自消。

已成而内脓急胀，按之随手而起者，此脓已熟。用水调一二厘，点正顶上，以膏贴之，一伏时，大脓自泄，不假刀针。

如阴疽根脚走散，疮头平陷，即用降丹七八厘，或分许，水调，扫于疮头坚硬处，次日即转红活，便是吉兆。

如疮毒内脓已成，久不穿溃者，只要出一小头；怕头出过大，可用棉纸一块，量疮大小，中剪一孔，以水润贴疮上，然后调降药，点放纸孔内，揭去纸，以膏贴之，则所降之头不致过大。若疮小药大，反令痛伤胃口，燃及良肉，不可不知。

白降丹点在疮毒上，即追蚀毒气，有几分深，必追至病根方止，所以点后疼痛非常。若内脓已胀，皮壳不厚，点之，便不十分痛楚，有用蟾酥化汁，调白降丹用，其疼稍减。

水炼降药法：新炼出白降丹，研细；用玄色缎五寸，将降药筛匀，缎上卷紧，以麻线捆扎极紧；放瓦罐内，清水煮，约一伏时内换水三次；将缎卷取起，挂风处阴干；然后打开，以鸡翎扫下，瓷瓶收贮。凡治痈疽用之，并无痛楚。

主治：凡痈疽无名大毒，每用少许。疮大者用六、七厘，小者用一二厘，水调敷疮头上。初起者立刻起泡消散，成脓者腐肉即脱，拔毒消肿，诚乃夺命金丹也。

3. 应用膏

组成：当归、连翘、白及、白蔹、大黄、山栀各八钱，官桂二钱，苍术、羌活、天麻、防风、黄芪、荆芥、川甲、甘草、芫花各六钱，方八（龟甲）、蓖麻子、小生地各一两。

用法：用真麻油十斤，入药，文武火熬枯，滤去渣，再熬至滴水成珠，称每斤净油，春秋下润净东丹五两，冬四两，夏六两，收成膏后，下乳香、没药末各一两，搅匀摊用。

主治：疔、疽、流注、腿痈，穿溃者。

4. 万灵膏

组成：生地黄、归身、川芎、苍耳子、大戟、尖槟、甘菊、蒲公英、生大黄、土槿皮、羌活、独活、红花、川乌、草乌、赤芍、紫草、香附、川椒、番木鳖、桂枝、狗脊、泽兰、生姜、胡椒、附子、牙皂、白附子、荆芥、金银花、黄柏、山慈菇、生首乌、全蝎、延胡索、僵蚕、百部、南星、白蒺藜、山甲、白芷、白芥子、天花粉、益母草、蛇床子、川牛膝、黄芪、大枫子肉、细辛、苦参、龟甲、桑寄生、升麻、黄芩、胡麻、杜菖蒲根、冬瓜皮、天麻、杨树须、闹羊花、茜草，以上各五钱，土茯苓一两。

用法：用香油八斤，将前药入油，加嫩桑枝二三斤，熬药至枯，滤去渣，入后药：松香四两、朴硝、雄黄、桂圆核灰、皂矾、牛皮灰、樟冰各五钱，麝香三钱，冰片三钱，龙骨五钱，再入东丹三斤，收成膏。

主治：一切无名肿毒，未成即消，已成即溃，并治一切寒湿之证。

5. 内伤膏

组成：毛鹿角（切）二两；乌药八两，红花二两，全当归（切）一两二钱，木瓜一两，上官桂二两，生姜（去毛，打）二两，秦艽二两，老鹤草二两，离乡草三两，虎骨（酥炙）二两，商陆三两。

用法：用麻油十斤，浸药二十一日，煎枯，滤去渣，离火，入淘净飞丹六斤，收成膏；再入肉桂去皮，研末，二两；乳香、没药末各二两，麝香二钱，搅匀。用红布或青皮摊贴。

功效：治内伤，腰疼足酸，寒湿流筋、流络、流注、鹤膝风、痹等病证。

6. 紫金膏

组成：官桂六两，生地黄十二两，秦艽五两，羌活三两，黄芩二两，防风三两，木通三两，川连一两五钱，当归九两，木瓜六两，白术三两，方八（龟甲）十二两，鳖甲六两，白芷三两，远志三两，大蜈蚣十五条，丹参五两，紫草十二两，毛慈菇五两，生甲片一两五钱，血余五两，茜草六两，商陆根三斤，上药俱囫囵，不切碎。加柳枝五两，桃枝五两，枣枝五两，桑枝五两，槐枝五两。用真麻油二十斤，将前药浸十日，熬枯去渣，用净飞丹十五斤，炒透收膏；再下明乳香（去油，研）五两；没药（去油，研）五两。

主治：治痰核瘰疬。

7. 肉桂膏

组成：川乌、草乌、海藻、当归、甘草、白及、甘遂、白芷、细辛、芫花、半夏、肉桂、红花、大戟、虎骨各七钱五分，麻黄一两，五倍子一两。

用法：用麻油二斤、青油一斤五两，入药煎枯，去渣；下净东丹（炒）一斤，收成膏；再下乳香（去油，研）、没药（去油，研）各一两，寸香（研）五钱，百草霜一两，搅匀；用红布摊贴。

主治：治一切寒湿痹痛、乳痰、乳癖、瘰疬等证。

8. 紫霞膏

组成：嫩松香六两，糠青（研）二两，乳香（去油，研）、没药（去油，研）各五钱。

用法：用麻油六两，熬至滴水成珠；下松香，再煎二三十沸；下糠青，再熬；自有紫色，离火，下乳香、没药。

主治：治老年结毒，穿溃不敛。

9. 白玉膏

组成：鲫鱼大者两条，铅粉一斤，轻粉五钱，象皮（烘研）一两，珍珠（研）三钱。

用法：用麻油一斤，入鲫鱼，煎至枯，沥去骨；再煎一二十沸，离火少顷；然后下铅粉、轻粉、象皮末、珍珠末，搅匀成膏。

主治：治湿毒疮，白疱镰疮，烫伤等。收湿，生肌，长肉，甚效。

10. 玉红膏

组成：白芷五钱，甘草一两，归身二两，瓜儿血竭、轻粉各四钱，白占二两，紫草五钱。

用法：用麻油一斤，先将白芷、归身、甘草、紫草四味入油熬枯，滤去渣；复煎滚，下血竭，化尽；次下白占，微火亦化；退火，下轻粉，搅匀，倾入瓷罐内听用。凡用药，将牙簪挑药，施于疮头上，以膏盖之。

主治：去腐生新。此外科收敛药中之神方也。

11. 千捶红玉膏

组成：蓖麻子（去壳），松香（葱头汁煮）四两，南星（研）五钱，半夏（研）五钱，乳香（去油）五钱，没药（去油）五钱，银朱七八钱。

用法：捣成膏，看老嫩，以蓖麻肉增减，用布摊贴。

主治：治湿毒流注，无名肿痛，未经穿溃者。

12. 千捶绿云膏

组成：蓖麻子（去壳），松香（葱头汁煮）四两，海藻（炙，研）五钱，昆布（炙，研）五钱，南星（研）五钱，半夏（研）五钱，杏仁五钱，糠青（研）一两。

用法：捣成膏。一方有乳香、没药各五钱。

主治：治痰核甚效。

13. 十层膏

组成：黄芩、黄柏、白芷各二钱，乳香（去油，研）、没药（去油，研）各二钱，血竭（研）三钱，黄占一两，白占五钱，轻粉（研）一钱，血余二钱，象皮（炙，研）二钱，密陀僧（研）一两，珍珠（研）一钱。

用法：用麻油十两，先将芩、柏、芷三味，入油，煎枯，滤去渣。次下血余，煎枯去血余；再下黄占、白占熔化，然后下乳没、血竭、陀僧、轻粉、象皮、珍珠末，搅匀。将皮纸一张，分作六小张；以一张染膏提出，摊于台上；用手两面泥匀，再持一张，染膏如前法，摊在前一张上，共作十层。如遇臁疮，将此膏依疮大小剪下，扎于疮上，一日揭去一层，扎完疮愈，极妙神方也。

主治：专治年久新起臁疮，已经去腐，生肌长肉，神效。

14. 麻黄膏

组成：川连、黄芩、黄柏、紫草、麻黄各一钱，斑蝥七枚，小生地三钱，雄猪板油十两，黄蜡一两，白蜡五钱，蓖麻子肉、大枫子肉各一钱，雄黄三钱，樟冰二钱，生矾三钱，五倍子二钱，轻粉一钱，铜青二钱，东丹二钱，金底二钱。

用法：用雄猪板油将上药熬枯，滤去渣，入黄蜡、白蜡烊化，再入蓖麻子肉、大枫子肉捣烂如泥，调和离火，俟半冷后入雄黄、樟冰、生矾、五倍子、轻粉、铜青、东丹、金底。研细调匀，瓷碗收贮，不时频擦。

主治：治牛皮血癣，营枯血燥，遍体发癞发痒。

15. 玉枢丹

组成：山慈菇（有毛者佳，洗净去皮，焙干）二两，川五倍（捶破，洗刮内垢，焙干）二两，红牙大戟（去芦根，洗净，焙干）二两，大朱砂（水飞）三钱，明雄黄（水飞）三钱，麝香三钱，千金子（去壳，草纸包，捶去油成霜）二两。

用法：各研极细，用糯米粥打和，分作四十丸。凡遇无名肿毒，或酒或米饮下一丸，外即以清水磨涂，神效。

主治：治一切无名肿毒。

16. 黎洞丹

组成：血竭（研末）三钱，牛黄一钱，阿魏三钱，天竺黄三钱，儿茶三钱，三七三钱，藤黄一钱五分，五倍子（焙）三钱，乳香（去油）二钱，没药（去油）三钱，山羊血五钱，千金子（去壳油）三钱，朱砂二钱，冰片一钱。

用法：共研极细末，糯米糊丸，金箔为衣；每丸重一钱，陈酒送下一丸。

主治：治一切跌打损伤，并可磨涂诸肿。

17. 梅花点舌丹

组成：蟾酥一钱，熊胆一钱，牛黄三分，麝香三分，雄黄三钱，血竭三钱，硼砂一钱，葶苈子三钱，沉香一钱，乳香（去油）三钱，没药（去油）三钱，冰片三分，朱砂三钱。

用法：共研极细末，即将蟾酥、熊胆酒化，捣丸，辰砂为衣；每服三分，葱头汤送下。一方加蜗牛、轻粉、胆矾、铜绿。

主治：治无名肿毒，未成即消，已成即溃。

18. 西黄化毒丹

组成：西黄一分，真珠三分，血珀五分，胆星三分，辰砂三分。

用法：共为细末，均作三服，灯心汤下。

主治：治疗疽火毒内陷，神识模糊，不省人事者。

19. 疡余化毒丹

组成：滴乳石一钱，西黄一分五厘，真珠四分，天竺黄六分，陈胆星一钱，血竭一钱，川连五分，朱砂一分。

用法：上为末，加灯心灰四分，每服三分，金银花汤下。

主治：治疗疽余火未清，艰于收口难敛者，以此化之。

20. 痘后化毒丹

组成：西黄一分，药珠三分，血珀五分，灯心灰二分，胆星三分，冰片一分，天竺黄三分，甘草人中黄五分

用法：共为细末，每服三分，金银花露调下。

主治：治痘证后余毒走络，遍体发疡者。

21. 猴疳化毒丹

组成：真珠三分，血珀五分，飞滑石八分。

用法：上为末，每服三分，乳汁调下。

主治：治幼孩遍体胎火胎毒，臀赤无皮，音哑鼻塞，或赤游丹毒。

22. 紫金锭

组成：大黄一两，降香屑五钱，山慈菇三钱，红牙大戟（去芦根）五钱，南星五钱，生半夏五钱，雄黄三钱，麝香三分，乳香（去油）三钱，没药（去油）三钱。

用法：共研极细末，以面糊打丸，捻锭子，鲜菊叶汁磨敷。

主治：治一切风火肿痛。

23. 八将丹

组成：西黄三分，冰片三分，蝉蜕（烘）七枚，大蜈蚣（炙）七条，麝香三分，山甲（炙）七片，全蝎（炙）七个，五倍子（焙）三钱。

用法：共为细末，用少许掺于疮顶上，以膏盖之。

主治：一切疽毒不起，疗毒不透，腐肉不脱，用此提毒化毒，甚妙。

24. 八宝丹

组成：珍珠五分，血珀（灯心，同研）一钱，象皮（切烘）一钱，龙骨（煅）一钱，辰砂一钱，乳香五分，没药五分，白及一钱。

用法：共乳极细，瓷瓶密贮，待用。

主治：收口生肌长肉。

25. 十宝丹

组成：琥珀五分，珍珠三分，乳香五分，没药五分，象皮五分，血竭五分，儿茶五分，龙骨一钱，辰砂五分，麝香一分。

用法：共为极细末，密贮待用。

主治：收口，生肌，长肉。

26. 生肌散

组成：珍珠（生研）一钱，象皮（烘）二钱，白蜡一钱，儿茶一钱，轻粉五分，铅粉五分，大冰片一分，瓜儿竭一钱，乳香（箬上烘）一钱，没药（箬上烘）一钱。

用法：共乳极细末，先用猪蹄汤或浓茶洗净，用少许掺之。

主治：收口，生肌，长肉。

27. 珍珠散

组成：珍珠（生研）三钱，炉甘石（煅）一两，石膏（在童便内浸四十九日，朝晒夜露，不可经雨，煅研）一两五钱。

用法：共为极细末，掺之。

主治：止痛生肌收口。

28. 神妙生肌散

组成：赤石脂、儿茶、海螵蛸、血竭、黑铅各一钱，硼砂、乳香、没药各二钱，轻粉三分。

用法：先将黑铅加水银一钱，同煎化；再将前药研细，入于铅汞内，研极细，掺之。

主治：余腐未尽，而不收口者，用此。

29. 冰硼散

组成：硼砂二钱，风化霜二钱，僵蚕（炙）三钱，薄荷叶一钱，生矾一钱，冰片五分，滴乳石三钱，人中白（煅）三钱。

用法：共研极细，瓷瓶收贮。

主治：一名金丹。吹喉间肿痛，或蛾痛。风化霜法：将嫩黄瓜一条，挖去瓤，以银硝研细纳入，挂于檐下透风处；三日后，瓜皮上自有白霜钓出；拭下，以瓷瓶收贮待用。

30. 冰青散

组成：川连、儿茶、青黛、灯心灰各三分，西黄二分，冰片三分，人中白（煅）五分。

用法：症重者加珍珠，如痧痘后，牙龈出血；或成走马疳毒，加糠青、五倍子、白芷末。

主治：一名碧丹。吹口糜疳腐及烂头喉蛾、喉痹、喉疳、喉癣。

31. 珠黄散

组成：西黄一分，大朱砂一钱，珍珠三分，上滴乳石一钱，月石一分五厘，寸香三分，雄精一钱，儿茶一钱，大梅片二分，人中白（煅）一钱五分。

用法：先将珠研极细，后入余药，俱研极细，瓷瓶收贮，勿令泄气。

主治：治烂喉疳肿腐，汤水难入者；并治远年烂喉结毒，腐去蒂丁，及幼孩口疳、口糜等病证。

32. 珠宝散

组成：珍珠三分，西黄一分，铅粉五分，密陀僧一钱，熟石膏一钱，冰片一分，大黄三钱，寒水石三钱，甘草人中黄三分。

用法：共为极细末，用鸡子清调敷；如湿烂无皮者，干掺。

主治：治火烫灼伤，腐烂不堪者。

33. 阳铁箍散

组成：细辛半斤，川乌半斤，草乌半斤，官桂半斤，白芥子四两，川椒三两，降香末一升，陈小粉（炒黑研）十斤，生半夏四两，生南星四两。

用法：用葱头汁调敷四围，使不走散。

主治：此方遇阴证用之。

34. 阴铁箍散

组成：降香末半升，大黄三斤，乳香四两，赤小豆三升，没药四两，黄芩八两，方八（龟甲）一斤，生南星四两，山慈菇四两，陈小粉（炒黑，研）十斤。

用法：用窨醋调敷四围。

主治：此方遇阳证用之。

35. 日用应酬围药

组成：生南星半斤，生半夏四两，当归四两，大黄四两，陈小粉（炒黑）十斤。

用法：火盛者用芙蓉叶汁，寒盛者用葱头汁调敷。

36. 四黄散

组成：大黄一两，黄柏一两，黄芩一两，川连五钱，尖槟榔一两，老松香一两，熟石膏三两，厚朴一两，寒水石二两。

用法：共为细末，香油调搽。

主治：治一切白疱痛疮、湿疮、坐板、烫火等疮。

37. 紫灵散

组成：牛烟膏一斤，松香二两，净东丹五两，黄芩四两，黄柏四两，樟冰二两，尖槟三两，西丁二两，明矾八两，铜坭三两，生大黄四两。

用法：共为末，用麻油调搽。

主治：治一切疥癞风癣，瘙痒难忍诸疮证。

38. 五香丸

组成：杏仁（去皮）三两，升药（底）一两，花椒（炒）五钱，樟冰五钱，大黄一两，蛇床子一两，黄柏一两，西丁一两，大枫子肉三两。

用法：共研细末，将枫子肉、杏仁研和，再加油胡桃、雄猪板油，捣和为丸，如芡实大。遇疥疮顽癣，用夏布包药搽之。

主治：治疥癞顽癣、肥疮、坐板疮，血热等疮。

39. 万消化坚丸

组成：方八（将龟甲刮去皮，麻油熬至浮起，取出洗去油，晒干，研）二两，芫花（炒至炭）五钱，甲片（黄沙拌炒松）二两，川乌（姜汁制炒）五钱，草乌（姜汁制炒）五钱，乳香（去油）三钱，没药（去油）三钱，当归二两，延胡二两，全蝎（酒洗炒）二两。

用法：共为细末，面糊丸，如梧子大，每朝服十四丸，陈酒送下。

主治：治痈疽肿毒，立见奇功。孕妇忌服。

40. 化坚丸

组成：大生地四两，川芎（酒炒）二两，白芍（酒炒）二两，川楝子（连核打炒）二两，当归（酒炒）二两，丹参（酒炒）二两，牡蛎（煅）三两，夏枯草（烘）三两，花粉（炒）二两，香附（醋炒）二两，半夏（炒）二两，石决明（煅）三两，郁金（炒）二两，青皮（炒）二两，橘核（炒）三两，全蝎（酒炒）一两五钱，沉香（镑研）五钱，茯苓二两，刺蒺（炒）二两，土贝母（去心）二两，延胡（炒）二两，柴胡（炒）五钱，苏梗（粉）一两，两头尖（炒）三两。

用法：共为末，炼蜜丸。每朝服五钱，陈酒送下。

主治：治肝经郁火，乳痰、乳癖，及颈项失营、马刀，郁痰痰核。

41. 八反丸

组成：桂心、甘遂、细辛、归身、半夏、甘草、白芷、芫花、海藻、红花、全蝎、牙皂、虎骨、白及、川乌（姜汁制）、草乌（姜汁制）各一两。

用法：上各炒为末，用核桃肉泡去皮四两，乌梅净肉一斤，蒸烂，明矾末八两，量加枣肉，共捣为丸。每服三钱，清晨夏枯草汤下。

主治：治痰核瘰疬。

42. 五龙丸

组成：山甲（土拌炒）、全蝎（酒拌炒）、槐米（炒）、僵蚕（炙）、土贝母（研）各等分。

用法：上为末，面糊捣丸，每服三钱，陈酒送下。

主治：治流注、腿痈之半阴半阳者。服之，未成即消，已成即溃，并治鱼口、便毒。

43. 洞天救苦丹

组成：经霜楝树子（炒）二两，白芷（焙）一两，带子蜂房（炙）一两，两头尖二两。

用法：上为末，每服二钱，砂糖调陈酒送下。如无经霜楝树子，以川楝子代之；如无带子蜂房，以蜈蚣七条代之。

主治：治乳痰、乳癖，未成岩者。

44. 虎潜丸

组成：硫黄（豆腐，煮一炷香）、血竭等分。

用法：上为末，面糊捣丸，每服五分，陈酒送下。

主治：治阴寒鹤膝风。

45. 九龙丹

组成：乳香（去油）、没药（去油）、江子肉、血竭、儿茶各三钱。

用法：共为末，生蜜捣丸，如梧子大，空心陈酒送下，七丸或九丸；服后不可食物，俟泻三五次后，然后食饭并肉以补之。

主治：泻一切下疳、鱼口、便毒、霉疮、广痘初起。

46. 分清泄浊丸

组成：生大黄（切晒干）一两，西珀（镑，同灯心研）一钱。

用法：共研和，用鸡蛋清雄头七枚，捣丸，均作三日服，空心烧酒送下。服后一时许，小水如金黄色。

主治：治肝经湿火淋浊管痛，小溲不利；并治下疳湿烂火盛者。

47. 广毒至灵丹

组成：生大黄（晒研）三两，生川连（晒研）五钱，广珠五钱，黄芩（盐水炒）一两，朱砂三钱，百部（盐水炒）一两，核桃（夹，盐水炒）一两，肥皂（夹灰）二两，血余二两；骨灰（土拌炒）五钱。

用法：陈酒泛丸，每日朝三钱，夜二钱，陈酒送下；不吃酒者，夏枯草汤送下。

主治：治广痘霉癣，梅疮透顶，下疳结毒。

48. 增制史国公药酒方

组成：桂枝、秦艽、防风、牛膝、萆薢、当归、虎骨、川芎、川断、枸杞子、红花、鳖甲、白茄根、豨莶草、老松节、五灵脂、嫩桑枝、樟木、杜仲、狗脊、独活、薏苡仁、蚕沙、五加皮、姜黄、甘草、槐枝、苍耳子、川乌、草乌、柳枝、海风藤。

用法：先将烧酒浸五日后，再入陈酒浸煮，不拘时饮之。

主治：治寒湿流经，历节风痹。

49. 却病延年药酒

组成：大生地、当归、红花、乌药、刘寄奴、木香、赤芍、丹参、怀山药、川断、白芷、羌活、骨碎补、落得打、甘草、牛膝、枳壳、牡丹皮、破故纸、石兰、五加皮、白术、木瓜、秦艽、威灵仙、白芍、苏子、川芎、虎骨（炙）、葛根、延胡索、自然铜（煅）、青皮、木通、杜仲、天花粉。

用法：将陈酒浸煮，不拘时服。

主治：治脱力劳伤。

50.太乙丹

组成：广木香一钱，麝香三分，丁香一钱，茅术（去皮毛，晒）一钱，沉香（镑晒）一钱，西黄三分，雄黄一钱二分。

用法：上为极细末，将熊胆一钱二分、蟾酥一钱，烧酒浸熔化，捣药为丸，如梧子大，朱砂为衣。

主治：专治一切痧证，山岚瘴气，暑气恶心，肚腹疼痛等病证。

51.唐栖痧药方

组成：茅术三两，大黄六两，丁香六钱，麻黄三两六钱，天麻三两六钱，寸香三钱，蟾酥九钱，甘草二两四钱，雄黄三两六钱，辰砂三两六钱。

用法：共为极细末，将蟾酥烧酒化，捣药为丸，梧子大，朱砂为衣。

主治：专治一切痧证，山岚瘴气，暑气恶心，肚腹疼痛等病证。

52.诸葛行军散

组成：朱砂五钱，雄黄一两，月石三钱，枪硝三钱，寸香五分，冰片五分，西黄三分，飞金五十张。

用法：上共为细末，瓷瓶收贮。每遇痧证，用少许搐鼻。

主治：专治一切肚腹疼痛，恶心呕吐，身体烦晕胀满等证。

53.和伤末药

组成：归尾、延胡索、紫荆皮、大茴香、川乌（姜汁炒黑）、草乌（姜汁炒黑）、甘草节、自然铜（醋煅）、红花（炒）、蒲黄、丹参、五灵脂（陈酒飞）、甘松、山奈、砂仁。

用法：上各二两，研末，每服一钱五分；重者二钱，轻者一钱，陈酒调，即以酒送下，尽醉为度。至重之伤，三服可愈。

主治：治跌打损伤，闪气腰疼，伤筋伤骨。

54. 大麻疯方

汤药方组成：陈皮、白芷、苦参、天麻、秦艽、川断、防风、荆芥、羌活、风藤、薏苡仁、牛膝、当归、海桐皮、苍术、木香、桂枝、连翘、甘草各一钱，黑枣一枚，生姜一片。

用法：汤药方：水二碗，煎至一碗服，渣再煎二次服。

丸药方组成：大胡麻一斤四两，小胡麻一斤四两，牛膝四两，白蒺一斤四两，苦参一斤，防风、荆芥各八两，当归六两，薏苡仁四两，苍术六两，川断四两，近加小生地八两。

用法：共研细末，水泛丸。每丸药一钱，加枫子膏春秋八厘，夏六厘，冬一分。每日早、午、晚三服，每服三钱或二钱；照数加枫子膏，捻丸揉和，以毛尖茶送下。

主治：疯疾。镇江丁参领染疯疾，得此秘传治之，全愈。又以医治多人，无不取效如神。但患此证者，眉毛若尽脱落，即属难治。如眉毛未脱，虽手足骨节有塌损，皆可取效。若初起未深之证，百试百验。先服汤药四剂，每日一剂，服完，再吃丸药。

55. 治疯药酒方

组成：当归五钱，大胡麻一两，枸杞子五钱，防风五钱，萆薢五钱，白芍五钱，丹参七钱，海风藤五钱，香加皮五钱，荆芥五钱，杜仲五钱，牛膝一两，川芎五钱，赤芍五钱，甘草三钱，白芷三钱，真茅术五钱，生地黄二两，黄柏三钱，巴戟一两，秦艽一两，桑枝（切断）四两。

用法：先用滴花烧二斤，先浸一日，后加原陈酒十五斤、冰糖四两、核桃肉八两、红枣四两、猪板油八两。用大口瓶一个，以麻布袋将各药放入袋内扎紧，面糊封瓶口，浸三日，再隔汤煮二炷香为度，退火三日。早晚服酒一杯。

主治：能治一切疯证。

56. 治疯丸药方

组成：大胡麻四两，苦参（切）二两，羌活二两，石菖蒲（切）二两，独活二两，白附子二两，防风二两，威灵仙（切）二两，白归身二两，甘草（切）二两。

用法：各药炮制称准，磨极细末，用酒糊为丸。每日清晨称准服二钱，陈酒送下。

主治：治一切疯证。

57. 白癜风搽药方

组成：白及（晒干）三钱，陀僧二钱，雄黄二钱，白附子（晒）五钱，硫黄二钱，朱砂二钱，雄黄五分，原寸香三分，顶梅片三分。

用法：共研极细末，用生姜蘸擦之。

主治：白癜风，并汗癍。

高秉钧

后世影响

一、历代评价

高秉钧的著作，以《疡科心得集》最能体现其学术思想。郭一临在《疡科心得集·序一》中说："锦庭积学工医，临证已三十余年，精习经方，洞晓脉理；虽治外科，而必熟复于《黄帝内经》诸圣贤之书，洵能探其本不袭其末者欤。故其治病也，不胶于成见，不涉于附和；或症同而治异，或症异而治同，神存于心手之际，务使三缚悉除，四难并解；非意会于中，超然有悟者，其孰能之！颜曰心得，诚自道其所得也。"

杨润在《疡科心得集·序二》中说："嗟乎！士大夫高谈经济，或鲜能及物，而仁人君子之术，顾得诸方技之中，则是书之有裨于世，岂浅鲜哉。至若运用之妙，则非高子不能言，而余又乌能代为言耶。"

孙尔准在《疡科心得集·序三》中说："高子锦庭，系内外两科范圣学、杜云门之高弟，究心《灵枢》《素问》，探索有年，洞垣一方，识其癥结。盖其内外科之学，皆有心得。又悯疡科之误人也，如专论之，亦仁人君子之用心矣。顷出所著见示，名曰《心得集》，标识形象，而必探论本原，量其阴阳强弱，以施治疗……高子是书出，使人知必深明内科，始可言外科，不得仅执成方，率尔从事，其有功于世，岂浅鲜哉。"

《谦益斋外科医案》和《高氏医案》，均为高秉钧临证验案，可以从生动鲜活的案例中，感受到高秉钧心得。民国十九年六月，周小农在《谦益斋外科医案·周序》中说："《谦益斋外科医案》为前清嘉庆间高秉钧先生遗著，哲嗣上池君手辑，辨证详明，为先生毕生之经验。后裔钞录，视同珍秘。"

民国十九年夏月，康甫在《谦益斋外科医案·康序》中说道："若后学者悉心观摩，于临证时苟能触类引申，比拟而反隅之，则得心应手，有起死回生之妙。是案之出，亦谓之'活人书'也可。"

民国十九年五月，杨道南在《谦益斋外科医案·杨序》里说道："待经披阅，觉所列方案，均精义入神。"

二、学派传承

高秉钧之后，心得派的代表人物，还有高鼎汾、王旭高、沙石庵等。高鼎汾，为高秉钧之子，手辑《谦益斋外科医案》；王旭高，为高秉钧之甥，著《外科证治秘要》；沙石庵著《疡科补苴》。

（一）王旭高继承发展了首辨阴阳的学术思想

王旭高（1798—1862），名泰林，字以行，晚号退思居士，江苏无锡人。王旭高的父亲王启贤是位儒生，但未求得功名。其兄弟五人，他年龄最小，幼年从父读经文，颖悟，深得父亲喜爱。稍长，跟舅父高秉钧学医。王旭高受其舅父的言传身教，进步很快。高秉钧谢世后，王旭高便继承了舅父的事业，先治外科疾患；由于疗效显著，求治者众，诊治渐及内科诸病。为进一步提高自己的医疗水平，常手不释卷，上自《黄帝内经》，下至本朝诸家著作，逐一浏览。凡古书则研求经训，做到灵活变通；对后世诸说则分辨疑似，适当化裁，后验之临床实践。十数年间精益求精，辨证施治疗效显著，遂名扬四方。故其生前著作颇丰，对内、外、妇、儿均有涉猎，有六种医学著作传世。王旭高虽以善治肝病著称，但他自幼跟高秉钧习疡科，其学验中即有高秉钧的心得，很多治法如出一辙。王旭高在病因上重视湿痰火郁，祛邪又擅用柔方，既继承了高秉钧学术思想，又发展了高秉钧的"心得派"学说。

王旭高在外科病证方面亦有贡献，著有《外科证治秘要》，未能刊行，由其学生相传。近有南京市许履和的家藏版，由徐福宁整理出版，由中医古籍出版社出版刊行。王旭高在该书中，对痈和疽的分析简洁明了，尽传其舅父高秉钧之学。认为书中指出，古人虽云疽属阴，然阳证居多，总以形色为辨。如色红高肿者为阳，色紫暗黑平坦者为阴；痛者，为阳；不痛者，阴也。而痈肿虽属阳，阴者亦极多。初起漫肿无头，色虽白而身发热，三四日既有块高肿者，仍属阳证。惟身不热，微恶寒，疡处微微漫肿，色白不红，无甚痛楚，及至数十日始觉渐大者，为阴证。王旭高的这些观点，正体现了高秉钧首辨疾病阴阳的学术思想。在《疡科心得集》一书中，高秉钧就非常注重辨疾病的阴阳，认为疾病的病因、辨证、治疗及预后均不离阴阳两端，提出"此阴阳、寒热、表里、虚实、气血、标本也，为疡科中之第一义，故首揭之"。辨明阴阳，对于外科疾病的诊断有明确的意义。例如，高秉钧指出，痈肿"发于脏者，其色白，其形平榻，脓水清稀，或致臭败，神色痿惫，阴也；发于腑者，其色红而高肿，脓水稠黏，神清气朗，阳也"。此外，从《王旭高医案》中，亦可窥见高秉钧外科学术思想的精髓所在。

（二）沙石庵坚持以温病理论指导外科疾病的观点

沙石庵（1812—1887），江苏丹徒新港人，以医为业，擅长外科，声名著甚。著有《医原史略》《疡科补苴》二书，是心得派的另一位代表人物。沙石庵对外科的治验及其学术思想，均反映在《疡科补苴》一书中。书中载有对外疮疡之属寒属热、属阴属阳、痛与不痛、坚硬与脓腐腥秽等机理及治疗方法，颇多突破前人藩篱，发挥独特见解之处。

沙石庵受高秉钧观点的影响，形成了"能治温病，即能治外疡"的思想；力排时医治疡初期偏重辛温发散，后期多偏于温补托毒之法。其主张

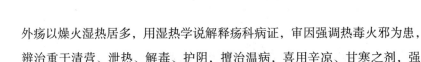

外疡以燥火湿热居多，用湿热学说解释疡科病证，审因强调热毒火邪为患，辨治重于清营、泄热、解毒、护阴，擅治温病，喜用辛凉、甘寒之剂，强调温病与外疡发病的一致性，将高秉钧学术思想推进了一步。

（三）朱仁康创立皮肤病辨治体系

朱仁康创立皮肤病辨治体系，学术上以《疡科心得集》为宗，临证主张审证求因，尤重内因。其将叶天士卫气营血的温病学理论，融于皮肤病辨治体系；用药以轻清见长，又善从脾胃论治。朱仁康受《疡科心得集》"外疡与内证异流而同源"观点的影响，临床尤重内因，重视内治。其不仅将温病学理论用于治疗疔疮走黄等危急重症，还大胆创新，首次将叶天士卫气营血的温病辨证理论，应用于出疹性皮肤病。在临证中，指出皮肤疮疡疾患与心火、血热关系极大，故最喜用清热法。但热邪易伤阴，还注意始终顾护阴液。朱仁康临证处方药少味简，用药轻清，平淡无奇，却疗效显著，正可谓"入妙方药本平淡"。其临床善重用生地，往往用至30g以上，且与牡丹皮、赤芍配伍应用，以凉血清热，活血散血。朱仁康在临床重视内因与内治，但同时重视外治。其创制的外用经验方药，取材方便，配制方法简单。对于传统的散剂、膏剂（软膏、硬膏）、擦药、洗药等，有着丰富的外用经验；重视升丹药的配制和使用，尤善用五五丹拔毒提脓、祛腐生肌；常用于痈疽疔疮、脉管炎等成脓后或溃后脓出不畅时。

三、后世发挥

心得派的崛起，反映了温病学对疮疡外科的影响和渗透，极大促进了中医外科学的发展。其学术思想、临床经验为后世医家效法。如近代曾懿的《外科篆要》、张山雷的《疡科纲要》等，均能反映出心得派的影响。心得派开后世外科之法门，使中医外科学得到长足进步。以高秉钧为代表的心得派，对于指导当代中医外科的发展方向具有重大的现实意义。

（一）对高秉钧"类证鉴别"思想的发挥

高秉钧在《疡科心得集》中自言："是集论列诸证，不循疡科书旧例，每以两证互相发明，而治法昭然若揭。"他认为类证鉴别是确定治法的前提，并提出了具有鉴别意义的三种情况。即：部位相同，性质不同的疾病；部位、性质相同，临床表现不同的疾病；部位不同、但性质和病机相同的疾病。高秉钧这一重视外科疾病类证鉴别的学术思想，开创了中医外科学鉴别诊断的先河，《疡科心得集》成为中医外科学第一部有鉴别诊断内容的著作。后世将高秉钧类证鉴别思想发展为鉴别诊断，作为外科疾病诊断的重要环节。现代中医外科学尤其重视鉴别诊断，并将其纳入每个疾病的诊断中，提高了临床诊断的准确性和规范性，这是后世对以高秉钧为代表的"心得派"类证鉴别学术思想的继承与发展。

（二）对高秉钧"按部求因"思想的发挥

高秉钧认为"疡科之证，在上部者，属风温风热；在下部者，属湿火湿热；在中部者，多属气郁火郁"。他的这种根据外科疾病的发病部位，辨求外科疾病病因的学术思想，称为"按部求因"或"审部求因"学说，并对后世中医外科学有较大影响。高秉钧"按部求因"思想体现在多种版本的中医外科学中，对现代中医外科临床仍有重要的指导意义。如顾伯康主编《中医外科学》指出：凡发于人体上部（头面、颈项、上肢）的，多因风温、风热所引起，因为风性上行；凡发于人体中部（胸、腹、腰背）的多因气郁、火郁所引起，因为气火多发于中；凡发于人体下部（臀、腿、足）的，多因寒湿、湿热所引起，因为湿性下趋。又如吴恒亚主编《外科学》在痈病因病机中指出：患于上部者，以风温风热为多；患于中部者，以气郁火郁为多；患于下部者，则以湿热为主。在治法中指出中药以清热解郁和营为主，并根据发生于不同的部位分别采取上部的兼疏风，中部的兼解郁，下部的兼利湿。在丹毒病因病机中也指出：凡发于面部者多夹有风邪，发胸腹者夹有肝火，发于下肢者夹有湿热。多是依高秉钧病因与部位相关的观点而来的。高秉钧"按部求因"学术观点确能提高外科疾病的临床疗效，被后世多数医家广为采用，并得到了进一步发挥。临床外科疾病的治疗依据发病部位，但又不拘泥于发病部位，而是根据疾病的局部表现及全身症状，综合分析病因，探究病机，辨证求因，审因论治。

　　综上所述，高秉钧为清代杰出的外科学家，开创了外科"心得派"，对中医外科学术的传承与发展具有重要贡献。其代表著作《疡科心得集》，总结了自身三十余年行医临证参详之心得，由此得名"心得派"。高秉钧以《黄帝内经》理论指导疮疡病诊治，汲取外科"正宗派"与"全生派"的学术专长；强调"外疡实从内出"，形成内外并治的学术思想；其提倡疡科内治，汲取温病学之精华，丰富了疮疡病的诊治理论与方法；其提出并运用"按部求因"的法则，丰富了外科辨证理论。在内治方面，注重辨证，精于鉴别；注重脾胃，强调扶正气，畅情志；临床善用清、攻、温、补四法；外治方面，善用刀法，发挥腐蚀法，创制了多种外治方法。高秉钧的学术思想和诊疗经验，在中医外科学领域产生了广泛而深远的影响，至今仍有重要的理论价值及临床指导意义。

高秉钧

参考文献

著作类

［1］高秉钧；徐福松点注.疡科心得集［M］.南京：江苏科学技术出版社，1983.

［2］高秉钧；盛维忠校注.疡科心得集［M］.北京：中国中医药出版社，2000.

［3］高秉钧；田代华整理.疡科心得集［M］.北京：人民卫生出版社，2006.

［4］高秉钧；李政，王培荣校注.高氏医案谦益斋外科医案［M］.北京：中国中医药出版社，2015

［5］申斗垣.外科启玄［M］.北京：人民卫生出版杜，1955.

［6］吴又可.温疫论［M］.北京：人民卫生出版社影印本，1955.

［7］薛己.薛氏医案选［M］.北京：人民卫生出版社，1983.

［8］陈实功.外科正宗［M］.上海：上海科学技术出版社，1989.

［9］陈实功；刘忠恕，张若兰校注.外科正宗［M］.天津：天津科学技术出版社，1993.

［10］王洪绪.外科证治全生集［M］.北京：人民卫生出版社，1989.

［11］王洪绪.外科证治全生集［M］.北京：人民卫生出版社，2006.

［12］顾伯康.中医外科学［M］.上海：上海科学技术出版社，1986.

［13］顾世澄.疡医大全［M］.北京：人民卫生出版社，1987.

［14］甄志亚.中国医学史［M］.上海：上海科学技术出版杜，1997.

［15］李经纬，林庚昭.中国医学通史（古代卷）［M］.北京：人民卫生出版社，2000.

［16］李曰庆.中医外科学［M］.北京：人民卫生出版社，2006.

论文类

［1］凌云鹏.中医对肠痈的认识与治疗［J］.中医杂志，1959（4）：14-16.

［2］顾伯康.《疡科心得集》的临床意义［J］.上海中医药杂志，1981（2）：33-34.

［3］徐福松，朱永康，颜开明，等.谈中医外科的一些理论问题［J］.南京中医学院学报，1983（4）：27-30.

［4］徐福松.高锦庭与《疡科心得集》［J］.中医杂志，1983（7）：9-11.

［5］杨鹤侪.高思敬先生医学生活史及学术思想简介［J］.天津中医，1985（3）：2-4.

［6］吴良士.介绍疡医高锦庭先生［J］.江苏中医杂志，1985（4）：45.

［7］唐汉钧，潘群，顾伯华.疽毒内陷证治探析［J］.上海中医药杂志，1987（9）：4-7.

［8］王永渝.温病学对《疡科心得集》的学术影响［J］.成都中医学院学报，1990，13（3）：19.

［9］李加坤.高秉钧外科治法尺度探绩［J］.四川中医，1991（2）：4-5.

［10］常存库.中医外科内科化及其历史文化原因［J］.大自然探索，1992，11（42）：133

［11］赵瑞勤."疡科三部病机学说"临床应用体会［J］.天津中医学院学报，1995（1）：22＋46.

［12］王炜."内陷"出自何处［J］.中医文献杂志，1995（3）：25-26.

［13］干祖望．癌［J］．江苏中医，1996（4）：23.

［14］胡林山．系统论思想在中医外科学中的体现［J］．承德医学院学报，1996，13（1）：51-54.

［15］孟庆云．论中医学派［J］．医学与哲学，1998：19（8）：432-433.

［16］洪素兰．情志与外科疾病［J］．河南中医，1998，18（2）：15-16.

［17］顾奎兴．江苏历代医家、医籍及其地域分布研究［J］．南京中医药大学学报，1999，15（4）：233-235.

［18］张克忠．陈实功外科学术思想探讨［J］．镇江医学院学报，1999，9（4）：668-669.

［19］干祖望．江苏是中医外科的发祥地［J］．江苏中医，2000，21（4）：31.

［20］杨毅．论中医外科辨病论治［J］．中国中医基础医学杂志，2001，7（7）：44-47.

［21］周俊兵．明至清代鸦片战争前中医外科学的重大成就［J］．南京中医药大学学报（自然科学版），2001，17（4）：248-250.

［22］华华，冯素莲．从部位辨治皮肤病体会［J］．中国中医药信息杂志，2001，8（8）：77.

［23］张恩虎．病毒性皮肤病中医证治思路初探［J］．南京中医药大学学报，2003，19（5）：308-310.

［24］李古松．浅析明清三大外科学派之特色［J］．天津中医药，2003，20（6）：38-39.

［25］赖梅生，杨柳，蔡红兵．皮肤病三部辨证用药探讨［J］．四川中医，2003，21（12）：10-11.

［26］唐汉钧．从中医外科学的发展史看继承与创新［J］．中西医结合学报，2005，3（3）：169-173.

［27］王耿.高秉钧对中医外科的贡献［J］.陕西中医，2005，26（2）：190-191.

［28］李曰庆，裴晓华.中医外科学学科建设面临的机遇和挑战［J］.中西医结合学报，2005，3（3）：174-177.

［29］沈桂珍.萆薢渗湿汤加味配合耳针治疗慢性湿疹例观察［J］.中国社区医师，2006，8（144）：65.

［30］楼丹辉.管窥张家礼教授临证经验［J］.广州中医药大学学报，2006，23（1）：69-71.

［31］蔡红荣.姜树民教授从痈论治消化性溃疡经验［J］.中医药学刊，2006，24（4）：605-606.

［32］李亚玲.楼丽华教授治疗哺乳期乳房脓肿经验［J］.河南中医，2007，27（10）：18.

［33］张大萍.论陈实功在中医外科史上的贡献［J］.中华医史杂志，2007，37（2）：80-81.

［34］徐福松.萆菟汤［J］.江苏中医药，2007（7）：10.

［35］范新六，赵唯贤.《疡科心得集》"外科三焦辨证"学术思想探讨［J］.四川中医，2008，26（12）：53-54.

［36］朱明，高燕.明清时期中西外科学发展的比较研究［J］.北京中医药大学学报，2008，31（11）：738-739.

［37］艾儒棣，陶春蓉，刘邦民，等.明清时期中医外科的特点［J］.四川中医，2008，26（6）：126.

［38］张坤.审部求因与临床［J］.中外医疗，2008（19）：161.

［39］黄桃园.清代医家高秉钧《疡科心得集》学术思想研究［D］.广州：广州中医药大学，2009.

［40］赵瑞勤.从《外科证治全生集》管窥外科全生派的临床证治特色［J］.

四川中医，2012，30（3）：43-45.

[41]黎飞猛，孙鸿涛，谢鼎良. 不同类型创面的中药外治进展及分析［J］. 新中医，2012，44（12）：118-121.

[42]周妍妍. 明清时期中医外科流派学术思想及经验探讨［C］. 中华中医 药学会. 中医学术流派菁华——中华中医药学会第四次中医学术流派 交流会论文集. 中华中医药学会：中华中医药学会，2012：171-172.

[43]吴小明，张卓文. 王旭高肠风脏毒论治特色探析［J］. 浙江中医杂志， 2012，47（9）：673.

[44]高健. 中西相参解读中医疡科三原则［N］. 中国中医药报，2013-11- 28.

[45]邓卫芳，裴晓华.《外科正宗》学术思想总结［J］. 中华中医药学刊， 2013，31（9）：2064-2066.

[46]龚旭初. 陈实功《外科正宗》对中医外科学的贡献［J］. 辽宁中医药 大学学报，2013，15（10）：13-15.

[47]刘会良，张少辉，张董晓，等.《外科证治全生集》学术成就的探析 ［J］. 中国医药指南，2013，11（23）：258-260.

[48]秦建平，彭鑫，周丽娟，等. 从《外科正宗》谈疮疡的预防［J］. 湖 南中医杂志，2014，30（1）：107-108.

[49]陈小野. 从阳和汤治疮疡看肾虚证的非定位性［J］. 中国中医基础医 学杂志，2014，20（2）：141-142，149.

[50]卢健，谷峰，石岩.《疡科心得集》"疡疾内治"辨治思想探析［J］. 时珍国医国药，2014，25（11）：2722-2723.

[51]卢健，赵令竹，谷松.《疡科心得集》内服方用药规律分析［J］. 广州 中医药大学学报，2014，31（5）：840-842.

[52]杨晓洁，李萍. 疮疡未溃期外治疗法研究进展［J］. 湖南中医杂志，

2014，30（10）：180-182.

［53］朱晨. 高秉钧《疡科心得集》学术思想浅析［J］. 湖南中医杂志，
2015，31（5）：142-143.

［54］阙华发，徐杰男，张臻，等. 顾氏外科诊治疮疡的学术思想及临证经
验［J］. 中华中医药杂志，2015，30（6）：2007.

［55］朱艳萍. 吕培文治疗中医外科疾病经验举隅［J］. 辽宁中医杂志，
2015，42（4）：707-709.

［56］董雨，黄凤，王雨，等. 王玉章教授回阳生肌法治疗臁疮阴证疮疡
［J］. 吉林中医药，2015，35（10）：999-1002.

［57］王培荣，李政.《高氏医案》文献考察与学术思想探讨［J］. 成都中医
药大学学报，2015，38（1）：124-125.

［58］唐东昕，杨柱，刘尚义. 刘尚义"引疡入瘤、从膜论治"学术观点在
肿瘤诊治中的应用［J］. 中医杂志，2016，57（20）：1732-1734.

［59］刘静，陆德铭.《疡科心得集》中"辨"的思想［J］. 河南中医，
2017，37（1）：47-49.

［60］刘静，陆德铭. 中医外科的阴阳观探讨［J］. 湖北中医药大学学报，
2019，21（5）：45-48.

汉晋唐医家（6名）

张仲景　王叔和　皇甫谧　杨上善　孙思邈　王　冰

宋金元医家（19名）

钱　乙　刘　昉　陈无择　许叔微　陈自明　严用和

刘完素　张元素　张从正　成无己　李东垣　杨士瀛

王好古　罗天益　王　珪　危亦林　朱丹溪　滑　寿

王　履

明代医家（24名）

楼　英　戴思恭　刘　纯　虞　抟　王　纶　汪　机

薛　己　万密斋　周慎斋　李时珍　徐春甫　马　莳

龚廷贤　缪希雍　武之望　李　梴　杨继洲　孙一奎

吴　崑　陈实功　王肯堂　张景岳　吴有性　李中梓

清代医家（46名）

喻　昌　傅　山　柯　琴　张志聪　李用粹　汪　昂

张　璐　陈士铎　高士宗　冯兆张　吴　澄　叶天士

程国彭　薛　雪　尤在泾　何梦瑶　徐灵胎　黄庭镜

黄元御　沈金鳌　赵学敏　黄宫绣　郑梅涧　顾世澄

王洪绪　俞根初　陈修园　高秉钧　吴鞠通　王清任

林珮琴　邹　澍　王旭高　章虚谷　费伯雄　吴师机

王孟英　陆懋修　马培之　郑钦安　雷　丰　张聿青

柳宝诒　石寿棠　唐容川　周学海

民国医家（7名）

张锡纯　何廉臣　陈伯坛　丁甘仁　曹颖甫　张山雷

恽铁樵